城市环境卫生管理研究

岳凌宇　赵英杰　汪鲁宁◎著

吉林科学技术出版社

图书在版编目（CIP）数据

城市环境卫生管理研究 / 岳凌宇，赵英杰，汪鲁宁
著. -- 长春 ：吉林科学技术出版社，2023.5
ISBN 978-7-5744-0391-8

Ⅰ．①城… Ⅱ．①岳… ②赵… ③汪… Ⅲ．①城市卫
生－卫生管理－研究 Ⅳ．①R126.2

中国国家版本馆 CIP 数据核字(2023)第 092824 号

城市环境卫生管理研究

作　　者	岳凌宇　赵英杰　汪鲁宁
出 版 人	宛　霞
责任编辑	王丽新
幅面尺寸	185 mm×260mm
开　　本	16
字　　数	238千字
印　　张	10.5
版　　次	2023 年 5 月第 1 版
印　　次	2023 年 5 月第 1 次印刷
出　　版	吉林科学技术出版社
发　　行	吉林科学技术出版社
地　　址	长春市净月区福祉大路 5788 号
邮　　编	130118

发行部电话/传真　　0431-81629529　81629530　81629531
　　　　　　　　　　　　　81629532　81629533　81629534

储运部电话　0431-86059116

编辑部电话　0431-81629518

印　　刷　北京四海锦诚印刷技术有限公司

书　　号　ISBN 978-7-5744-0391-8
定　　价　65.00 元

版权所有 翻印必究 举报电话：0431-81629508

前　言

在城市这种人类居住形态出现以后，便有了城市管理。环境卫生问题如影随形、与人类的社会发展相伴，须臾不离。随着经济的发展和社会的进步，城市的功能越来越强大，分工越来越细，城市管理的内涵和外延不断扩大，各种管理的界面逐步清晰，呈现出专业化的趋势。环境卫生管理作为与城市发展和居民生活密切相关的一种社会管理，日益引起城市管理者的重视。在我国，城市环境管理是随着城市化进程和环境保护工作不断深入而逐步发展起来的一个环境保护工作的领域，从点源治理到污染防治，从综合整治到全面改善，随着可持续发展在我国城市的实施，一大批经济快速发展、社会文明昌盛、环境优美洁净的环境保护模范城市正崛起在中华大地，中国的城市环境保护工作在各级政府和广大群众的重视与支持下取得了令世人瞩目的成就。实践证明，创建卫生城市是一项利国利民、创造性的工作，其现实的经济效益和社会效益已经比较充分地展示出来，它对现代化城市文明建设的深远影响和重要意义也随着"创建"活动的广泛、深入、持久开展而日益显示出来。

城市环境卫生管理，是在城市政府领导下，行政主管部门依靠专职队伍和社会力量，依法对公共场所、垃圾、各单位和家庭等方面的卫生状况进行管理，为城市的生产和生活创造一个整洁、文明的环境。本书从环境与健康的关系及环境管理的理论出发，分别对城市物理因素与健康及城市饮用水、大气的卫生管理进行了简述。重点阐述了城市公共场所与城市规划的卫生管理、城市生活垃圾卫生管理及城市森林建设对城市环境卫生管理的作用，希望本书的建议和措施能帮助从事城市卫生管理的工作人员。

由于作者的写作水平有限，书中难免存在观点偏颇和论述疏漏之处，恳请广大读者不吝指正。

作者

2023 年 8 月

目　录

第一章　环境与健康的关系

环境是人类生存和发展的必要条件，人生活于环境之中，人类的一切活动无时无刻不受到环境的影响，也在不断地影响着环境。当今，由于人类大规模的生产和活动对环境施加的巨大影响带来了诸如生态破坏、环境污染、自然资源耗竭等全球性的环境问题，并对人类的生存和健康造成威胁和危害，人类面临着环境和健康问题的重大挑战。

环境与健康关系的研究涉及问题十分广泛，既有原生环境问题，又有次生环境问题；既包括环境因素对健康的有益作用，也包括对健康的不良影响；既涉及环境与健康关系的宏观规律，又涉及其作用的微观机制。环境与健康的关系十分复杂，迄今人类远未阐明。

第一节　人类的环境

一、环境的概念和类型

"环境"一词的科学定义因研究的任务和对象不同而不同。一般而言，人类的环境是指围绕着地球上的人类空间及其中可以直接、间接影响人类生活和发展的各种物质因素及社会因素的总体。环境是人类赖以生存的物质基础，又称为人类的生存环境。

环境是一个非常复杂的体系，目前还没有形成统一的分类方法。一般是按照环境的主体、环境要素的属性及特征、环境空间范围等进行分类。在某些情况下，可按实际需要来定义环境的概念。

按环境的主体来分类，主要有两种体系：一种是以人作为主体，其他生命和非生命物质被认为是其环境要素，"人类的环境"的概念即属于此。通常人们所说的环境，都以人类为主体。另一种是以地球上所有的生物作为主体，其环境则是生物界周围的客观事物之总和。此处的地球生物或生物界包括了人类，人类是处于最高营养级的一种生物，在生态学研究中多用这一定义。

按环境要素的属性及特征，可将人类的环境（即人类的生存环境）分为自然环境、人为环境和社会环境。自然环境是自然界中天然形成的环境，如：阳光、大气、陆地、海洋、山川河流、森林、草原、湿地及花卉草木、飞禽走兽等。人为环境是经过人类加工改造，改变了其原有面貌、结构特征的物质环境，例如，城市、村镇、园林、农田、矿山、道路、机场、港口、水库、电站等。社会环境则属于非物质环境，是人类通过长期有意识的社会劳动，所创造的物质生产体系、积累的文化等所形成的环境。社会环境由社会的政治、经济、文化、教育、人口、风俗习惯等社会因素构成。这三类环境还可以依其构成要素的属性或特征做进一步分类，如：自然环境按构成要素可分为大气环境、水环境、土壤环境等；按生态特征可分为陆生环境、水生环境等；按其化学性质又可分为淡水环境和咸水环境。此外，还可按人类对环境的影响程度，分为原生环境和次生环境。

为了某些实际需要，可赋予一种更为狭义的"环境"定义。例如，我国的环境保护法中明确规定的环境是指大气、水、海洋、土地、矿藏、森林、草原、湿地、野生生物、自然遗迹、人文遗迹、自然保护区、风景名胜区、城市和乡村等。这是一种把环境中应当保护的要素或对象界定为环境的一种工作定义，其目的是从实际工作的需要出发，对"环境"一词的法律适用对象或适用范围做出规定，以保证法律的准确实施。在世界各国颁布的环境保护法规中，一般都做出类似规定。

生活环境是为满足人类生活需求而建立的、包含各种自然环境、人为环境和社会环境因素的综合体。生活环境的人为成分较多，如：建筑物、道路、公共设施、能源和通信系统等，但仍有许多自然环境因素，如：河水、树林等。同时，生活环境是开放的，处在大的自然环境的拥抱之中。生活环境是人群密集、人际交往频繁的地方，是一个活跃的社会。各种社会因素对人的卫生行为，甚至对自然和人为环境均会产生影响。总之，生活环境与人的关系最密切、最为重要，对人类健康的影响也最为直接。

二、人类自然环境的构成

在地球形成和演化的过程中，重力把不同密度的物质分开，密度较小的物质逐渐上浮，聚集于地表；而密度较大的物质，逐渐下沉，向地心聚集，使空气、液态水和岩石以同心的层状排列，构成了大气圈、水圈和土壤岩石圈三个基本圈带。随后，在大气和海洋及大气和固体陆地表面之间的交接面上产生了生物，生物的长期繁衍形成了生物圈。大气圈、水圈、土壤岩石圈和生物圈共同组成了人类的自然环境。

（一）大气圈

大气圈（Atmosphere）主要指围绕地球周围的空气层。按温度垂直变化的特点可划分为对流层、平流层、中间层、热成层和逸散层（外大气层）。在沿地心向上的垂直方向，大气呈不均匀分布，距地面越远密度越小。在 50 km 以上，大气质量不足总质量的 0.1%。

在 360 km 高度，空气的密度已下降至海平面处空气密度的万亿分之一。在 800 km 以上，气温高，气体分子运动速度极快，地球引力的约束力甚微，气体分子易于逃逸出引力圈进入太空，故 800 km 以上称为逸散层。对流层的平均厚度仅约 12 km，约占整个大气层厚度的 1%，却集中了整个大气圈质量的 75% 和几乎全部的水蒸气。人类活动和排放的污染物也都集中在这里，对流层与人类关系最为密切。

大气是一种混合气体。大气气体成分中的氢气除逸散部分外，主要与氧结合为水；氧具负电性，与大多数元素结合形成氧化物，如：H_2O、CO_2、SiO_2、SO_2、CaO、FeO 等，故其大气层中单质氢和氧极少；氮气则因其惰性，以单质形式存在于大气中，为大气的主要成分。绿色植物的出现，光合作用吸收 CO_2 放出 O_2，不断地提供了氧气来源，使氧气的含量增加，并维持着和 CO_2 的平衡。自然的干洁空气中，氮、氧和氩气约占总体积的99.9%，其余成分之和不足 0.1%。大气的正常组成是数十亿年地球和生物演化的结果，它对保障人类的健康和维持其他生物的生存具有重要的意义。

太阳具有很强的辐射能力，太阳辐射穿过大气层时，大气中的某些成分可选择性地吸收一定波长的辐射能。臭氧几乎能全部吸收 B 段（280~320 nm）和 C 段（200~280 nm）的紫外线，CO_2 和水蒸气对红外线有较强的吸收作用。在平流层中，强烈的日光辐射使氧发生光化学反应生成臭氧（O_3），O_3 吸收紫外线而被分解为氧原子，氧原子又可与氧分子再生成 O_3，在平流层的上层，形成了特有的臭氧层。由于臭氧层吸收了太阳辐射中具有对生物强烈杀伤力的短波紫外线，从而保护地球表面的生物得以生存。CO_2 和水蒸气能吸收红外线辐射，储存热量，起到了对地球的保温作用。

（二）水圈

地球上的水以气态、液态和固态三种形式存在于空气、地表与地下，成为大气水、海水、陆地水（包括河流、湖泊、地下水和冰雪水），它们共同构成了水圈（Hydrosphere）。水圈中各类水的总量估计为 $1.36×10^9$ km^3，其中海水占 97.41%，覆盖了地球表面积的71%；便于取用的河水、湖水及浅层地下水等淡水仅占水圈总量的 0.2% 左右，其中一部分已遭到较严重的污染而不能供人饮用。水环境污染已成为当今世界的重要环境问题，饮水短缺已成为某些地区的严重危机。

海洋、湖泊、河流、地表及植物茎叶中的水分，经蒸发、蒸腾转化为水蒸气，上升到大气圈内，随气流转移。大气中的水蒸气又以降雨、降雪等形式回到地面及海洋、河流和湖泊，并从地表渗透到地下。水的这种周而复始的运动称为水循环，水循环将各个特征的水联系起来。当某种水体（如河水）受到污染，污染物也将会通过水循环而进入大气、土壤、食物和人体。

（三）土壤岩石圈

岩石圈通常指地壳，主要由岩浆岩、沉积岩和变质岩三类岩石构成。岩浆岩是由地球深处高温熔融的岩浆侵入或喷出地表冷凝而形成的岩石。地表沉积岩的形成多与地质大循环有关。进入海洋的各种可溶的和不可溶的物质，经过漫长的地质变化而形成海洋沉积物；海洋又可能因地壳运动或海陆变迁上升到陆地，使海洋的沉积物成为地表的沉积岩。变质岩是先成的岩石因地质环境的改变经变质而成。岩浆岩、沉积岩和变质岩三类岩石中，沉积岩覆盖了地壳表面大陆面积的75%和海底的全部，地壳较深处主要为岩浆岩和变质岩。地壳岩石经长期风化作用形成母质，母质经微生物和植物的作用形成了土壤。

土壤是覆盖于地表、具有肥力的疏松层。含矿物质、有机质、微生物、水和空气等成分，能为植物生长、生物活动提供有利的空间和物质。各种自然的和人为的因素会改变土壤的特性及肥力，如：人们不合理地利用土壤，可能引起土壤沙化、盐渍化等后果。土壤是联系有机界和无机界的重要环节。当土壤受到污染时，可能通过生物富集、蒸发和渗透等途径使污染物向植物、大气及水体转移。

由于历史不同时期的天文、气候、地理特征、物源的差异，不同时期形成的岩石的组成和溶解度差异很大，它对不同地区成土母质、生物生长和水圈水质（特别是地下水）有很大的影响。例如，当某地区地下水流经含高氟矿床或氟基岩时，地下水含氟量会明显增加，而成为地方性氟病的病因。

（四）生物圈

生物圈（Biosphere）是指地球上所有生命物质及其生存环境的整体。包括大气圈下层、岩石圈上层、整个土壤圈和水圈，在海平面以下约12 km深度和海平面以上约10 km高度的范围。绝大多数生物通常生存于海洋洋面之下100m和陆地地面之上100m的范围内。此范围内，具备生物生存的基本条件：一是能获得来自太阳的充足光能，作为生命活动的能量；二是含大量可被生物利用的液态水；三是适当的温度；四是能提供生物所需的各种营养元素。

地球生物是生物圈内的主体，其种类多，数量庞大，结构多样。据估计，可能有500万~1亿种生物生存于地球上，但为科学家确定的仅约200万种。生物的多样性是生物圈最重要的特征。生物多样性系指某一区域内遗传基因的品系、物种和生态系统多样性的总和。它涵盖了种内基因变化的多样性、生物物种的多样性和生态系统的多样性三个层次。

生物圈的形成是生物界与大气圈、水圈和土壤岩石圈长期相互作用的结果。在不同的条件下，环境对生物的繁衍和发展产生不同的影响，形成不同的生物群落类型。同时，生物活动又以各种方式对所生存的环境产生重要影响。

人类是生物圈内对环境影响最大的生物，人类活动对环境强大的干预导致当今环境污染问题的凸显，对地球环境的影响达到了空前的程度。人类对环境的影响并非单向的，人类活动与自然环境一直是相互影响的，人类活动在改变环境的同时，环境变化也影响着人类行为，迫使人类去适应自然变化，改变生活和生产方式，增强抵御自然界不利变化的能力。如此循环往复，人类适应并改善生存环境，造成生存环境变化，又迫使人类去适应变化了的环境，造成生存环境新的变化。鉴于人类活动与地球环境相互作用的这种特征，地球科学界提出人类圈（Anthroposphere）的概念，认为现代地球系统不是由四个地球圈层而是由岩石圈、大气圈、水圈、生物圈和人类圈五个地球圈层构成。正像岩石圈、大气圈、水圈和生物圈分别以岩石、大气、水和生物为自然实体一样，将以人类为自然实体的地球圈层称为人类圈，作为一个独立的地球圈层与生物圈并列。生物圈中有人类栖居，受人类控制，并因人类活动而发生实质性改变的部分。人类圈以人类为自然实体，而生物圈则以生物为自然实体；人类圈的基本功能是可自控的、非全闭合的生产和消费循环，而生物圈的基本功能则是近似闭合的生物循环；人类圈的结构是产业体系、需求水平和文化状况三个子系统的关系，而生物圈（狭义）的结构则是植物、动物和微生物三者之间的关系；人类圈的进化实质上是文化进化；而生物圈的进化则是遗传进化；人类圈是由有思维、能制造和使用工具的人构成，因而有自控能力，而生物圈则是在生物本能驱使下发生变化；人类圈是由单个物种构成，而生物圈则是由数百万甚至数千万生物种构成，因而前者远比后者脆弱。

人类圈主要具有下列基本特征：①以人类为自然实体、具有全球规模和影响力的地球圈层；②最新形成的，与岩石圈、大气圈、水圈和生物圈并列的地球圈层；③以地球其他圈层的资源（含能源）环境为代价，谋求生存和发展的地球圈层；④对不可再生资源的依赖、由单一物种构成的高度脆弱的地球圈层；⑤在改造地球自然界的同时改造人类圈，推动人类与自然协同共进的地球圈层。

人类圈的范围与生物圈、水圈、大气圈和岩石圈的范围重叠或部分重叠。它从地表起（即从人类直接进入的地表以下的深处起），上限随时间而变动。

三、生态系统

生态系统（Ecosystem）是地球的生命支持系统，是人类生存和发展的物质基础。生态系统为人类提供了自然资源和生存环境等方面的多种服务功能，这些服务功能的可持续供给保障了经济、社会的可持续发展。

（一）生态系统的主要特征

生态系统是在一定的空间和时间范围内，由生物群落及其环境组成，借助于各种功能流（物质流、能量流、物种流和信息流）所联结的稳态系统，是生物与环境之间进行能量转换和物质循环的基本功能单位。它具有以下特征：

1. 整体性

任何一个生态系统都是多种成分结合而成的统一体，它的整体性主要体现在：①构成生态系统的各要素按照一定规律组织起来之后，即出现了各要素独立存在时所没有的新质（Emergent Property），意味着产生了一个崭新的整体，并具有了综合性功能。②生态系统一旦形成，其各要素不能分解成独立的要素而孤立存在。若令其分开，则分解出去的要素就不再具有在系统中的特点和功能。③构成生态系统各要素的性质和行为对系统的整体性都是起作用的，这种作用在各要素的相互作用过程中才表现出来。系统如果失去其中一些关键性的要素，则难以成为完整的形态而发挥其作用。

2. 开放性

生态系统不是孤立的、封闭的。开放性是一切自然生态系统的共同特征。生态系统的开放性主要表现在：①通过各种途径与其外界沟通；②不断地与环境进行物质交换；③生态系统内各要素始终处于动态之中，使各要素间不断交流；④生态系统的开放性决定了系统的动态和变化，给生态系统提供了不断发展的可能。例如，外界气候常常决定着生物群落的分布和外貌，也影响到群落的结构和生产力。无论从长期还是短暂的角度看，气候都成为生态系统发生演替的主要诱发因素。

3. 自调控

生态系统通过自身的运动而不断调整其内在组成和结构，以保持自身的稳定性和增强对外界变化的适应性、忍耐性。生态系统自调控功能主要表现在三个方面：①同种生物的种群密度的调控；②异种生物种群之间的数量调控，多见于植物与动物、动物与动物之间，常有食物链关系；③生物与环境之间的相互适应的调控。生物不断地从所在环境中摄取所需物质，环境亦需要对其输出进行及时的补偿，两者进行着输入与输出之间的供需调控。

生态系统这种自身的调控作用，是不断通过反馈系统来完成的。生态系统的生物之间，生物与环境之间都存在着各种反馈。反馈是一个复杂过程，按功能而分为正反馈和负反馈。这两种反馈相互交替、相辅相成，维持着生态系统的稳态，使生态系统对干扰具有抵抗和恢复的能力，即生态系统负荷力（Carrying Capacity）。

在环境卫生工作中，在保证人类生存和生态系统不受损害的前提下，一个生态系统所能容纳的污染物可维持在最大承载量，即环境容量。不同生态系统的自调控能力是不同的，环境容量的大小也不同，污染物的排放，必须与环境容量相适应。生态系统的自调控能力是有限的，当其干扰强度或污染水平超过生态系统负荷力时，则会导致生态环境的破坏。

4. 可持续性

生态系统是不断进行着物质循环和能量流动的一个功能单位，由非生物物质、生产者、多级消费者和分解者组成。生态系统的每一组成部分均在物质循环和能量流动中扮演着重要的、不可替代的角色。生产者（Producer）利用太阳光能以简单的无机物制造有机物；消费者（Consumer）依赖生产者而生存，并起着对初级生产者加工、再生产的作用；分解者（Decomposer）在生态系统中把复杂的有机物分解为简单的无机物，使死亡的生物体以无机物的形式回归到自然环境中。环境中这些无机物又可作为生产者的生产原料，如此形成生态系统的物质循环。生态系统的能量流动推动着各种物质在生物群落与无机环境间循环，而物质流周而复始不间断地进行着，所有植物、动物及它们的"废物"都可以作为别的生物的食物被利用。生态系统中的物质保持着循环，而能量却是耗散的、单向流动的，既不能循环，又不能相互交换。生态系统作为一个整体没有纯粹的废物，所以能一直维持着生态系统的良性循环。这是自然生态系统可持续性发展的原因，也是生态系统的重要特征。人类进入工业时代以来，其生产与消费方式往往背离了自然生态系统的法则，例如，为了满足能源需要，人们开采和燃烧煤和石油，然后将燃烧产生的 SO_2、颗粒物、NO_x 等大量排入大气；又如，使用人工合成的塑料制品后，直接弃入环境。这些排放物和废弃物，不能再形成煤和石油或成为合成塑料的原料而进入物质循环，因而成为环境污染物和废物。当代经济具有大量生产、大量消费、大量废弃的特征，其模式是线性的，而不是循环的，这正是造成当代环境问题的根源。仿照自然生态、开展循环经济是实现人类可持续发展的根本措施。

（二）生态系统服务

生态系统给人类社会、经济和文化生活提供了不可替代的资源和条件。这些由自然系统的生境、物种、生物学状态和生态过程所生产的物质及其所维持的良好生活环境对人类的服务性能称为生态系统服务（Ecosystem Service）。

生态系统服务可定义为生态系统给人类提供的各种产品和给人类提供服务的能力，将生态系统服务分为四大类：一是提供服务，如：提供粮食、淡水、生产原料等；二是调节服务，如：调节大气成分和气候、调节水循环、净化环境、农作物的生物防治、缓解自然灾害等；三是文化服务，主要体现的是人的精神需求，如：保持文化的多样性和特有性，产生美学价值和灵感、休闲娱乐价值等；四是支持服务，如：形成土壤，维持物质循环，等等。

（三）生态系统健康

1. 概念

生态系统不仅能为人类提供各类有价值的产品，而且还能提供多种重要的、人为力量不可取代的服务。然而，要实现这些功能，生态系统必须是处于完善的、良好的状态。

通常把具有活力、结构稳定和自调节能力的生态系统看作是健康的生态系统。活力指生态系统的功能性，包括维持系统本身复杂特性的功能和为人类服务的功能；结构稳定指具有平衡、完整的生物群落，多样的生物种群；生态系统自调节功能主要靠其反馈作用，通过正、负反馈相互作用和转化，在受胁迫时表现出能维持系统的正常结构和功能，有抵御"疾病"的能力，保证系统达到一定的稳态。一个不健康的，即病态的生态系统，往往处于衰退、逐渐趋向于不可逆的崩溃过程。

2. 生态系统健康影响与评价

为了研究有害因素对生态系统健康的影响，将毒理学的方法应用于生态系统建立了生态毒理学，并应用健康危险度评价的方法对生态系统产生的风险进行评价。生态毒理学的主要研究内容如下：①调查和研究有毒有害物质在生态环境中的迁移、转归和生物暴露特征；②研究有毒有害物质对生物的毒性，包括毒作用的性质、大小、作用机制；③研究和应用生物标志评价生物对有毒有害物质和因素的暴露剂量、产生的效应及易感性；④根据生态毒理学和其他相关研究的基础资料，建立模型，预测有毒化合物对生态系统产生的效应；⑤对生态系统产生的风险进行评价。

生态系统健康是实现可持续发展的重要前提，健康的生态系统是人类生存和发展的物质基础，也是人类健康的基础。应当重视生态系统健康与人类健康之间的相互联系。生态环境对人类健康的影响更多是间接的，但是也更宏观、更复杂、意义更深远。保持和维护生态系统结构和功能的可持续性，修复生态系统的创伤，重建已破坏的地球生命支持系统，实现生态系统健康是环境工作者和环境管理部门今后的重要使命。

四、原生环境和次生环境

在人类进化和发展的过程中，人和环境之间既相互依存又相互作用。相互作用的趋势是，人类对环境的作用在规模上迅速扩张、在强度上极度提升。其长期作用的结果是使某些自然环境的面貌、构成和特征都发生了深刻的变化。根据人类活动对环境影响的程度，可将环境分为原生环境和次生环境。

（一）原生环境

原生环境（Primary Enviro Nment）是指天然形成的未受或少受人为活动影响的自然环境。原生环境由天然形成，保持着自然的形态和特征，按照自然的规律运行。从严格意义上来说，原生环境只见于原始森林、荒岛、人迹罕至的冻原地区、大洋中心的环境中。这种环境随着人类活动范围的不断扩大而日趋缩小。原生环境还应当包括那些虽然有人类活动，但是人为影响较少的环境，如：仅从事考察活动或以比较原始的方式生产，生产活动有限而无明显的人为干扰和开发的环境。

原生环境中，存在着许多对健康有利的因素，人类生活在其中可以获得清洁和适宜人体需要的正常化学组成的水、空气、土壤，以及太阳辐射、微小气候。人类可以从原生环境得到自然生态系统的各项服务。然而原生环境中也存在许多威胁人类生存、影响人类健康的因素，如：地质灾害、气象灾害和极端天气、地球化学元素不均匀分布、天然有毒有害物质、生物性病原体等。原生环境问题，自古有之。像生物地球化学性疾病这样的原生环境问题，随着社会和经济的发展进步，生活水平的提高，干预措施的采用，已经得到一定程度的控制。而对于地质和气象这样的灾害，人为力量仍然显得很微弱，还没有抵御的能力。

（二）次生环境

次生环境（Secondary Enviro Nment）是受人类活动影响形成的环境。包括人的生活环境，以及生产开发活动、旅游等其他活动对自然造成干扰的环境。由于原生环境中有某些不利于人类生存的因素存在，同时仅靠自然提供的食物难以保障人口迅速增长的需要。为了最大限度地满足人类的繁衍和物质需求，人类发挥其特有的智慧，有目的地进行创造性的劳动，改造自然环境，开发利用自然资源，为人类自身的生存和发展提供了良好的物质生活条件。

随着社会的进步和科学技术的发展，人类开发和利用自然资源的能力不断提高，燃料消耗急剧增加，地下矿藏大量开采，化学工业高度发达，这些都促进了工农业的大发展，为人类带来了巨大的财富。但人类在改造自然环境的同时也对原生环境施加了一定的影响。更为严重的是，由于人类不合理地开发和利用自然资源，向环境排放大量生产和生活废物，且排放量超过了环境的承载力，造成生态破坏和环境污染。大量生产性废物（废水、废气、废渣）及生活性废物不断进入环境，特别是持久性污染物严重污染大气、水、土壤等自然环境，使正常的生态环境遭受破坏，人的生活环境质量下降，直接威胁着人类的健康。

　　环境污染导致的问题主要有：在人群中出现多种公害病；引起急性和慢性中毒危害；产生致畸、致癌、致突变的远期危害；导致诸如全球气候变暖、酸雨或酸沉降、臭氧空洞、生物多样性锐减等全球环境问题。

第二节　人与环境的辩证统一关系

　　人与环境的关系是生物发展史上长期形成的一种既相互对立、相互制约又相互依存、相互转化的辩证统一关系。人与自然界息息相通，密不可分，自然界的变化可以直接或间接影响人类。由于客观环境的多样性和复杂性，以及人类特有的改造和利用环境的主观能动性，使环境和人类呈现出极其复杂的关系。人类在不断地适应环境、改造环境，环境为人类提供生命物质和生活、生产场所，在漫长的历史岁月中构成了人类与环境之间的对立统一的关系。

一、人与环境在物质上的统一性

（一）人与环境之间的生态平衡

　　在人类生态环境中，人和环境之间因不断的物质交换和能量流动，而保持着动态平衡成为不可分割的统一体。人从环境中摄取空气、水和食物，被机体摄入后经过消化、分解、吸收、同化等代谢过程，组成机体细胞和组织的各种成分并产生能量，维持人的生命活动，同时机体又将摄入体内不需要的物质和代谢废物，通过多种途径排入环境，在环境中进一步发生变化，作为其他生物（动、植物）的营养物质，通过食物链的传递再被人所摄取。环境和人之间进行的物质交换与能量流动及环境中各种因素（物理性、化学性、生物性因素）对人的作用，保持着相对的平衡即环境与人的生态平衡，这种平衡经常处于变动之中。自然界是不断变化的，环境的构成及状态的任何改变（包括自然的或人为的污染），都会不同程度地影响到人正常生理功能的发挥，人又利用机体内部的调节机制及人类特有的改造客观环境的主观能动性，改造客观世界，以适应外界环境的变化并维持着人与环境之间的平衡，这种平衡的实现是保持人经常处于健康状态的基本条件。在生物进化过程中，生命体与环境之间既相互适应又相互矛盾，在这种对立统一的法则下，生命不断发展，从低级到高级，从简单到复杂，从单一性到多样性，以至于发展到当今多达数百万种生物和谐共存于同一地球环境中。

（二）人与环境在物质上的统一性

在人类的生存环境中，各种物质都是由化学元素组成的。生物体（包括人）通过新陈代谢与外界环境不断地进行着物质交换和能量流动，使得机体的结构组分与环境的物质成分不断保持着动态平衡，并形成了生物与环境之间相互依存、相互联系的复杂统一整体。生物为了生存和发展，不断从环境中摄入某些元素以满足机体完成自身生命活动过程的需要。生物在从低级到高级的进化过程中，对其生存环境中某些至关重要的元素进行选择，以保证其能够顺利向更高级的方向演化，因而这些元素就成了维持生物生存、繁衍等生命过程必不可少的物质成分。人类在地球上生存已有 300 万年以上的历史，在这漫长的过程中，人与环境之间形成了在物质上的统一性。有人研究了人体血液中 60 多种元素与海水、地壳岩石中这些元素含量之间的关系，发现两者之间存在着明显的丰度相关，表明机体与环境之间存在物质上的统一性。

二、人类对环境的适应性

在人类长期进化发展过程中，各种环境条件是经常变动的，人对环境的变化形成一定的调节功能以适应环境状态的变动。当今人类的行为特征与其形态结构和生理特点一样，都是适应自己特定环境的结果。人体的气候适应、热适应、光适应等都是机体对外界环境适应的最好例证。气候适应是指人在某气候条件下生活和工作一段时间后，机体对这种气候的适应能力，包括生理行为、新陈代谢等方面的适应性变化。反复的炎热暴露可使机体对热环境产生生理适应。热适应后机体的体温调节、汗腺分泌、水盐代谢、心血管系统、神经系统、内分泌功能等都得到相应的改善。人体受到热应激可发生热应激反应（Heat Stress Response），此时体内合成的热休克蛋白（Heat Shock Protein，Hsp）表达水平升高，使机体的热适应能力增强。人体在炎热的夏季获得热适应是一种本能的生理反应，是人自身提供的一种自我保护机制，以抗拒外界环境变化带来的伤害。新生儿在娩出时受到低于宫内温度的冷刺激，引起体温丢失，而新生儿具有一定程度恒定体温的能力，冷刺激通过交感神经作用于新生儿特有的褐色脂肪（Brown Fat）引起内源性产热以维持体温。随着新生儿成长褐色脂肪消失，儿童和成人则以寒战代替产热，这种产热和散热功能可适应气候的变化。机体的解毒排泄功能以清除进入体内的有毒物质，免疫功能以防御有害微生物侵入体内的危害，血脑屏障及胎盘屏障和皮肤黏膜的机械屏障等都具有防止有害物质进入体内的功能，以维持机体的健康。此外，环境的构成和状态的任何改变也会对人体的生理功能产生不同程度的影响。例如，在高原环境下，由于大气中氧含量稀少，人体通过增加呼吸空气量、加快血液循环、增加红细胞数量或血红蛋白含量以提高机体的携氧能力，适应缺氧环境，维持机体正常生理活动。

机体对环境的适应性是人类在长期发展进程中与环境相互作用所形成的遗传特征。但人体对环境变化的适应能力是有限度的，如果环境条件发生剧烈的异常变化（如：气象条件的剧变、环境因素作用强度过大或环境中存在大量新的污染物等），超过机体自身的调节能力时，机体的适应机制遭受破坏而出现有害的健康效应。如：一条河流受到严重污染时，水中溶解氧降低，水生生物死亡，形成无生物水域，水质恶劣失去利用价值；长期食用受毒物污染的农作物，体内毒物的含量明显超过人体的耐受限度时，会因毒物在体内蓄积而导致中毒。

三、人与环境的相互作用

在地球发展的历史长河中，人类不仅没有退化反而更加兴旺发达，其根本原因在于人类不是被动地依赖和适应环境的变化，而是能够发挥其聪明才智充分利用环境中的有利因素、避免不利因素，主动地依赖环境、适应环境、改造环境，创造更加美好的环境条件，为人类造福。人类与环境的作用是双向的，环境的组成成分和存在状态的改变影响人体的生理功能，促使人类进化逐渐适应新的环境。存在于生态环境中的人类，随着环境的各种自然条件的改变，逐步形成自身的遗传学特征。如：生活在北极的人群，为了减少散热，其身材都比较矮小，而四肢特别发达。长期生活在不同地区的人群，对各种异常的外环境有着不同的反应性和适应性，但任何外环境因素的变化只有通过机体内环境的改变才能产生相应的效应。

（一）机体与环境之间的相互作用

人类的健康、疾病、寿命都是环境因素与机体内因（遗传因素）相互作用的结果。环境因素与疾病风险的研究表明，当接触相同条件或暴露相同剂量时，不同个体的发病危险性存在很大差异，其原因就是发病不仅与环境有害因素暴露有关，还与机体的遗传易感性有关。许多复杂疾病，如：肿瘤、心血管系统疾病等，在其发生发展过程中，遗传学机制和环境因素均发挥着重要的作用。例如，CYP1A1活性较高的个体在相同环境条件下更易患肺癌；N-乙酰基转移酶基因（NAT2）多态性与芳香胺暴露所致膀胱癌有密切关系。甚至某些遗传性疾病如苯丙酮尿症、葡萄糖-6-磷酸脱氢酶缺乏症等的发病都是由于机体接触到某种环境化学物质所引发的。出生缺陷和生育障碍，几乎都属于复杂性疾病，也是由多个致病或易感因素与环境交互作用产生的遗传物质的结构和功能异常。基因-环境交互作用对先天出生缺陷（如：神经管畸形、口唇裂、先天性心脏病等）发病的影响已得到普遍认可。众多研究明确指出，遗传变异和环境因素在胚胎早期发育受阻中起了关键作用。

已知能够与发育调控基因交互作用的环境因素包括母亲的营养、健康和行为，母亲暴露药物和环境污染物。研究遗传和环境的交互作用将能更好地理解出生缺陷发病的生物学机制和病变过程，对控制出生缺陷具有重要意义。有鉴于此，人们更加关注环境因素与机体的交互作用在毒理学反应和人类环境暴露相关疾病中的重要性。人们已经认识到，在对环境有害因素的动物实验和人群调查中经常见到的敏感个体，其生物学本质就是由机体内在的遗传特异性基因决定的。可以说，人类发展到今天高度文明的阶段也是环境与机体相互作用的结果。

(二) 机体—环境相互作用的遗传学机制

现已发现，许多疾病的发生都与机体的基因多态性（Gene Polymorphism）有关。基因多态性是指处于随机婚配的群体中，同一基因位点可存在两种以上的基因型。在人群中，个体间基因的核苷酸序列差异称为基因多态性。基因位点的多态性，可导致个体对环境所致疾病的易感性出现差异，患病风险增加。肿瘤的发生，一般认为是环境因素与遗传因素交互作用的结果。例如，具有 I 相代谢功能的细胞色素 P450 酶，可代谢多种化学物和药物，并可使之形成具有致癌活性的物质。CPY1A1 * 2A 和 CYP1A1 * 2B 纯合型的个体可产生高诱导活性的 CYP1A1 酶，使致肺癌的多环芳烃类化合物活化速率加快，导致该基因携带者成为肺癌的易患个体。CYP1A1 基因的多态性还与膀胱癌、乳腺癌、结肠癌、子宫肌瘤等的易感性有关。具有 II 相代谢功能的谷胱甘肽-S-转移酶（GST），可催化谷胱甘肽（GSH）与亲电子的外来化合物结合，灭活外来化合物，促使其排出体外，其在人群中也呈多态性分布。一般说来，大多数致癌物的形成，首先通过 I 相代谢酶如细胞色素 P450 酶的活化，而致癌物的灭活主要通过 II 相代谢酶如 GST 酶进行的。因此，I 相代谢酶和 II 相代谢酶的多态性往往决定着癌症的发生率和发生类型。

在铅危害的流行病学研究中，发现处于相似环境铅暴露水平的儿童血铅水平，有的很高，有的并不增高。而同样血铅水平的儿童有的表现为明显的智能发育障碍，有的不明显。这说明，除环境暴露因素外，机体的易感性可能也是铅毒性作用的重要决定因素。研究表明，有三个多态性基因影响铅在人体内的生物蓄积和毒性作用：①δ-氨基酮戊酸脱水酶（ALAD）基因，它有两种多态形式，其同工酶可影响人群血铅含量及肾功能；②维生素 D 受体（VDR）基因，其多态性影响铅在骨骼中的蓄积；③血红蛋白沉着症基因，突变后可导致其纯合子发生血红蛋白沉着症，该基因的多态性还可能影响铅的吸收。但机体对铅毒性的敏感性主要取决于 ALAD 的一些遗传学特征。ALAD 基因在人群中有两个等位基因即 ALAD1 和 ALAD2，它们又有三种不同的遗传表现型：ALAD1-1、ALAD1-2 和 AL-AD2-2。儿童和职业性铅暴露人群表现为杂合子 ALAD1-2 和 ALAD2-2 纯合子者对铅中毒的易感性增高。此等个体在受到铅暴露时更容易发生高血铅和铅中毒，是铅毒性的易感人群。因此，在高水平铅暴露环境下 ALAD1-2 和 ALAD2-2 基因型可能是相对危险的基因型，而携带 ALAD2 等位基因的个体是铅中毒的高危人群（High Risk Group）。这可以很好地解释为什么在同等铅暴露条件下有人易发生中毒而另一些人则得以幸免。

环境—遗传因素交互作用使疾病风险增加还体现在表观遗传的变化。表观遗传学是研究除基因序列改变之外，基因功能的可逆、可遗传的改变，主要有 DNA 甲基化、组蛋白乙酰化、微小 RNA 等。环境化学因素、物理因素、生物因素和精神心理及其他因素引起的表观遗传学改变已被证实与疾病密切相关。已有多项体内和体外毒理学研究表明，多环芳烃暴露可引起 miRNA 表达发生改变，进而调控与细胞分化、凋亡、增殖、DNA 损伤以及修复等过程相关的靶基因，最终导致不同的健康效应或结局。研究显示，职业性多环芳烃（PAH）暴露会影响 miRNA 表达，从而引起脂质过氧化、DNA 断裂和染色体损伤等相应的变化，表达发生改变的 miRNA 有 miR-24-3p、miR-27a-3p、miR-142-5p、miR-28-5p 和 miR-150-5p，这些 miRNA 所调节的靶基因可能参与了外源性刺激的应答反应、酶活性调节及代谢过程。人群调查表明，在暴露低浓度苯的加油站服务员和交警中，可检出外周血全基因组甲基化水平降低等多项表观遗传学指标的变化。动物实验表明，环境因素包括多种有毒金属、有机毒物、吸烟、无机砷、环境激素、低剂量放射线等都能导致表观遗传机制的改变，这种改变会影响基因的表达和功能，并且呈现发病的隔代效应。表观遗传学已逐渐成为环境污染物致病机制的研究重点。随着人类基因组计划的完成，人类对疾病病因学的研究进入了一个崭新的时期。分子生物学理论和技术的发展，促进了暴露于疾病或健康之间的"黑箱"秘密的解开。

四、环境因素对健康影响的双重性

大量的研究发现，诸多环境因素对机体健康的影响具有有利和有害两个方面的特性。例如，紫外线具有杀菌、抗佝偻病和增强机体免疫力等作用，但过量的紫外线照射则具有致红斑作用、使皮肤色素沉着甚至产生致癌效应，并可使人群眼睛白内障发生率增高。适宜的气温对人类生存是必不可少的，但极端气象条件如热浪袭人的酷暑季节，使居民死亡率显著增加，而严寒天气可诱发心血管疾病如冠心病的发生率明显增高。近年来的研究发现，即使在传统意义上是有毒的物质，在极低剂量下也会表现出对机体的有益效应，也就是所谓的"毒物兴奋效应（Hormesis）"的概念，即某些物质在低剂量时对生物系统具有刺激作用，而在高剂量时具有抑制作用。例如，较大量地长期饮酒可增加食管癌、肝癌和肝硬化的危险性，而少量饮酒可减少冠心病和脑卒中的发生率。大量饮酒可增加总死亡率，而少量或中量饮酒可降低总死亡率。低水平的糖精、多种多环芳烃、X 线和 γ 射线等都可在某种物种中降低肿瘤的发生率。低剂量 X 线可延长小鼠和豚鼠的寿命，低剂量的乙醇和乙醛可延长果蝇的寿命，类似生物学效应模式的环境化学物质还很多，如：镉、铅、汞等。生物体受到刺激，最初的抑制反应之后会出现一个补偿过程，使有益反应轻微地过度表达，而表现出对机体的某种（某些）有益作用。因此，我们对客观事物的认识包括环境因素对机体的影响，都不能绝对化，而要用辩证统一的思维方法去理解、分析和判别。

第三节　环境改变与机体反应的基本特征

环境因素的改变作用于机体，机体会对其作用产生相应的反应。产生的反应可以是轻微的，仅引起正常生理范围内的变化；也可以是严重的，引起有害的健康效应，如：功能异常、组织结构损伤等病理改变。是否产生有害效应，既取决于变化的环境因素，也取决于机体状态。在环境卫生学的研究中，作用的环境因素和受作用的人群及其反应均有许多自身的不同于其他学科的特征。

一、环境介质与环境因素暴露

环境因素特别是环境化学物质的暴露，一般都是通过暴露含有这些物质的环境介质而发生的。然而，无论是人为排放的还是天然的环境化学物质，在进入环境以后会在空间位置、形态特征或化学性质等方面发生一系列复杂的变化。这些变化归结起来有两种转归：一种是得到环境自净，逐渐恢复到污染前的状态；另一种是增加人群暴露的机会、增强环境因素对人体的有害性。环境卫生学应特别关注后一种转归，研究环境化学物质在环境中迁移和转化的过程和规律，以及对环境化学物质作用途径、浓度、方式等暴露特征的影响。

（一）环境物质在环境介质中的迁移

环境物质的迁移是指环境物质在环境中发生的空间位移过程。物质一旦进入环境介质，它会在环境自然力量的作用下发生迁移。首先是在接纳物质（如化学污染物）的单一介质（空气、水或土壤）内迁移，然后可进入包括生物在内的其他环境介质。

1. 单一介质内的迁移

（1）空气

环境物质可通过蒸发、烟囱排放等途径进入空气。在空气中，物质的迁移主要是靠扩散和对流两种方式。环境物质在空气中的扩散速率是介质黏度和实际浓度梯度的函数，介质黏度越低、浓度梯度越大，在空气中的扩散速度越快。在空气中的扩散能力还取决于物质的分子重量、空气温度、碰撞中分子的分离和相互作用的能量及玻尔兹曼（Boltzmarm）常数。由于空气的黏度较低，物质在空气中的迁移比在水中迅速得多。对于同一种物质，在空气中的扩散速率大约比在水中快100倍。空气对流对迁移作用要比扩散作用强大得多。在大气的对流层中，有规则的对流和无规则的湍流直接影响物质的迁移。大气稳定性直接影响湍流量，因此也影响大气中垂直混合的程度。大气的稳定性越差，垂直混合越强烈，迁移速度快；相反，垂直混合微弱，迁移速度慢。

（2）水

环境物质通过直接施用、溢流、干湿沉降等方式进入水体。在水体中化合物的运动是通过扩散、弥散和水流实现的。化合物的运动是靠分子扩散，扩散速率取决于诸如化合物的分子量、水温、黏度等固有特征以及动力学的特征，如：物质的浓度梯度。在水中的扩散过程要比在土壤中快得多，速率高出几个数量级。在水中，环境物质的运动更主要的是靠水的湍流，甚至在流速很慢的水里，水仍然在垂直的和水平的方向打着漩涡，不停地运动。这些漩涡是许多小水团，它们不断地生成、消退，并在此过程中移动着环境物质，这种移动模式被定义为涡流扩散。另外，在溪流和河流中，环境物质也通过平流而迅速迁移。在平流中，迁移的速率与水流的速率成正比。比水轻的物质（如原油）可以漂浮于水面，通过扩散、水流、水波等方式迁移。

（3）土壤

化合物可通过与水圈相似的途径进入土壤。由于含砂、黏土和有机物百分比等组成不同，土壤的孔隙变化很大。土壤的孔隙中充满了气体或液体，土壤中的化学物质运动是靠这些液体内的扩散或靠水通过土壤颗粒间空隙的运动实现的。由液体转移的物质通过与色谱法极其相似的过程与土壤固态部分分离。在孔隙水相中化合物的溶解性、在土壤颗粒上的吸附性及孔隙水相的流动速度影响着迁移的速率。扩散的方向总是从浓度高的区域向浓度低的区域。土壤中的化合物扩散速率取决于分子量、土壤温度、移动路径的长度和浓度梯度的大小等因素。污染物离开土壤是靠介质间的转移或解吸附作用。

2. 不同介质间的迁移

化学物质一经释放，首先进入四种环境介质中的任何一种。可以蒸发进入空气，吸附进入土壤，溶解进入水体，通过吸收、吸入、摄食进入生物体。

（1）空气—水

化合物可以通过挥发离开水，反之，空气传送的污染物也可通过吸收进入水。在平衡状态下，挥发和吸收的净速率相等，总的物质转移量为零；在非平衡状态下，化合物从一个介质移动到另一个介质，转移的速率取决于系统离平衡状态的差距，以及总质量转移系数的大小。反过来，该质量转移系数又取决于溶质的物理性质（如：蒸气压和溶解度）及空气和水总体流动的程度。例如，氨在有徐风从垂直方向吹来的急流浅溪中挥发得最快。水—空气界面可能是各种自然的和人为的物质的浓缩地点。

（2）土壤—水

环境物质可以通过解吸附作用离开土壤进入水中，水传送的物质也可吸附在土壤颗粒上。物质转移的速率由污染物的总质量转移系数、通过水—土壤界面的水总体流动速度和土壤理化性质（例如，粒径分布的有机物含量）所决定。污染物从水到土壤或沉积物的分配是控制暴露的关键过程之一。

（3）土壤—空气

环境物质也会通过挥发过程离开土壤进入其上面的空气，这个过程由化合物的蒸气压和它与土壤的亲和力所决定。在风速较高时，从受污染的土壤中释放出来的污染物会比较多。

3. 生物性迁移

生物界的物质流是通过食物链和食物网进行的，某些环境化学物质进入生物体内后，可通过食物链和食物网在生物间迁移。在迁移的过程中，化学物质可能在生物体内存贮和蓄积，使体内的含量增加，尤其在高位营养级的生物增加更为明显。在通过食物链和食物网迁移的过程中，生物体内化学物质的浓度随着营养级的提高而逐步增大的现象称为生物放大作用（Biomagnification）。

产生生物放大作用须具备三个基本条件：①环境化学物质易于被生物吸收；②有生物蓄积（Bioaccumulation）作用，生物蓄积指生物体对某种化学物质的摄入量大于排出量，使该物质在体内逐渐积累、含量增加的作用；③在物质积累的过程中对生物不造成致命性伤害。易于产生生物蓄积和放大作用的主要物质是脂溶性有机物，如：DDT 等有机氯农药，有机汞、有机砷等有机金属化合物。

（二）环境化学物在环境介质中的转化

化学物（或污染物）在环境中通过化学或生物学的作用转变成另一物质的过程叫化学物的转化（Transformation）。通常把在环境中发生各种反应而转化形成的与原污染物理化性状不同的新污染物称为二次污染物（Secondary Pollutant），而由污染源直接排入环境的污染物称为一次污染物（Primary Pollutant）。

1. 化学转化

化学转化指污染物通过各种化学反应过程发生的转化，如：光化学反应、氧化-还原反应、水解反应、络合反应等。

在大气中，污染物的转化以光化学氧化和催化氧化为主。大气中的各种碳氢化合物、氮氧化物等污染物（一次污染物）通过光化学氧化作用生成臭氧、过氧乙酰硝酸酯及其他类似的氧化性物质（二次污染物），统称为光化学氧化剂。

在水体中，许多重金属在一定的氧化还原条件下，很容易发生价态的变化，例如，三价砷和五价砷、三价铬和六价铬间的转变。在海水中砷的存在形式有砷酸盐、亚砷酸盐、甲基胂酸和二甲基次胂酸等。水体的盐度、pH 值、温度等的变化，可以引起污染物（尤其是重金属、放射性元素）的化学变化，改变其形态和结构，并决定其进一步迁移的途径。一些元素如 V、S、Se 等在氧化条件下形成易溶的化合物如钒酸盐、硫酸盐、硒酸盐等，具有较强的迁移能力；而在还原环境中，这些元素变成难溶的化合物而不能迁移。

2. 生物转化

生物转化指环境化学物通过生物相应酶系统的催化作用所发生的变化过程。化学物质在有关酶系统的催化作用下，可经由各种生物化学反应过程改变其化学结构和化学性质。化学物生物转化的结果，一方面可使大部分物质的毒性降低，另一方面也可以使一部分物质的毒性增强，或形成更难降解的分子结构或更容易被生物吸收和蓄积的物质。

水中的汞多通过沉淀或吸附作用存在于底质内，底质内的无机汞在微生物的参与下能转化成剧毒的甲基汞，不断释放到水体中，被水体中的浮游植物、浮游动物、虾贝类和小鱼、大鱼这样的食物链逐级摄入和蓄积，实现了生物放大。砷在水和土壤中也可生物甲基化。在土壤厌氧条件下，土壤中的砷，如：硫化砷的生物甲基化是无机砷转化成有机砷的主要途径，已经发现有多种真菌在酸性和中性条件下可使砷化物进一步甲基化形成三甲基砷。在土壤中的有机砷亦可由微生物分解成 AsH_3，而 AsH_3 可挥发而进入大气。一些土壤微生物可以使芳香环发生二聚化反应，生成更为复杂的多环芳烃类物质，使毒性增强。与水和空气相比，在土壤介质中，由于微生物的密度和多样性的缘故，化学物的转化作用非常广泛。

化学物质在环境中的迁移和转化，往往是相互影响和伴随进行的一个连续的复杂过程。迁移为转化提供了环境条件，而转化形成的新的理化特征又为新的迁移途径提供了基础。因此，迁移和转化的关系十分密切。

（三）环境介质中的迁移和转化对环境因素暴露的影响

环境物质通过在环境介质中的迁移和转化，会改变人群暴露的范围、途径、性质、剂量和产生的危害。

1. 扩大暴露范围

由于迁移的结果，环境中人为污染的或自然存在的化学物质或颗粒物可被环境介质带到很远的地方。有人曾在南极企鹅的肝脏和脂肪组织中检出有机氯农药 DDT 及其代谢产物 DDE。对健康有害物质的迁移，会导致暴露人群范围的扩大，造成更加严重的后果。

2. 增加暴露途径

环境中的有害物质可通过多种方式在空气、土壤、水和生物四类环境介质之间迁移。因此，一个污染源不仅会造成接纳污染物的单一环境介质的污染，其污染物还可能进入其他环境介质。通过这些介质，人体经呼吸道、口、皮肤这三种途径暴露。例如，金属汞在其排放地可污染土壤；汞的升华污染大气；随着水循环，土壤和大气中的汞均可进入水体；水中的无机汞在微生物的参与下能转化成甲基汞，甲基汞被水生生物吸收，经食物链生物放大。这样，一个污染源的汞最终可在土壤、空气、水和生物（鱼）体出现。人体可经呼吸道、口（饮水或吃鱼）、皮肤三种途径暴露污染物汞。事实上，许多环境污染物都是通过多种途径，很少是单一途径暴露的。环境卫生学的暴露评价研究中，必须考虑多种暴露途径，反映总的暴露水平。

3. 改变污染物性质和毒性

环境因素与环境介质的相互作用中，化学的和生物的转化作用都可能改变环境污染物的性质，可以使其毒性增强。如：大气中的挥发性有机物、氮氧化物等污染物通过光化学氧化作用会生成强烈刺激性的光化学氧化剂，导致光化学烟雾事件的发生。又如，污染物二氧化硫在大气中经氧化转化为三氧化硫，再溶于大气中的水形成硫酸雾，硫酸雾的刺激作用比二氧化硫大 10 倍。再如，溶解度很小的硫化砷 $[As_2S_2（雄黄）和 As_2S_3]（雌黄）$ 毒性很低，在土壤微生物的参与下能转化成有机砷，而有机砷的溶解性和可吸收性显著增加，其危害也明显增大，有机砷亦可由微生物再分解为 AsH_3，AsH_3 的毒性比 As_2O_3（砒霜）更大。

4. 影响暴露剂量

环境污染物在环境介质中的迁移过程往往是稀释过程，使其在环境介质中的浓度降低，所以人群的环境暴露一般是属于低剂量的长期暴露。但是，在生物性迁移过程中，可能产生生物放大作用，使生物体内污染物浓度较之环境介质中高达千倍、万倍，甚至几十万倍，这样环境中含量较低的物质通过食物链可以使含量增高到导致健康危害的程度。例如，有人测试水体中有机氯农药 DDT，经过水体内各级水生生物的食物链，在肉食鱼脂肪中的含量比水体中浓度增大了 8.5 万倍。

二、暴露特征与效应

大多数疾病在其发生发展过程中，受基因与环境等多种因素共同影响。科学家认为基因对人类健康（疾病）的影响可能不到10%，仅知道基因风险因素是远远不够的，导致人体健康风险的主要因素则是环境暴露。环境暴露是环境因素产生健康有害效应的决定因素，没有环境的暴露，也就没有相应的效应。暴露的途径、强度和时间与其健康效应的产生密切相关。

（一）暴露途径

同一种有害化合物，可以有不同的污染来源。即便是同一污染来源，由于环境介质的物质迁移作用可以在不同的介质之间进行，许多环境污染物进入环境后都会存在于多种介质，通过这些介质，经呼吸道、消化道、皮肤暴露途径进入人体。因此，环境污染物往往通过多种途径，很少是单一途径暴露的。暴露途径与效应产生的关系密切，往往通过下列方式影响有害效应的产生。

1. 影响总暴露量

暴露的途径越多，总暴露量可能越大，产生的效应也越明显。许多环境污染物是通过多种途径暴露的，如：铅及其化合物可以通过饮水、食物经口摄入，呼吸室内外空气经呼吸道吸入，暴露尘土或涂料经皮肤吸收。环境卫生学的暴露评价研究中，必须考虑多种暴露途径，反映总的暴露水平。

2. 影响吸收率

不同暴露途径的吸收率不同，吸收率高、吸收量大，产生的效应强、危害大。如：金属汞，经口摄入时，由于经消化道吸收的量甚微，危害小；但是以汞蒸气的形式经呼吸道吸入，肺吸收快，毒性也大。极端的亲水或亲脂的物质，是不能透过皮肤的，然而，易于经胃肠吸收。

3. 改变作用靶

进入体内的途径不同，首先到达的器官和组织不同，作用的机制也不同。如：硝酸盐经口摄入后在肠道菌的作用下，还原成亚硝酸盐，引起高铁血红蛋白症。而经肝脏解毒的物质，经口摄入毒性更低。

环境暴露的特点是作用的途径多，因素复杂，在研究环境因素与健康效应的关系时，注意暴露途径可能产生的影响是必要的。

（二）暴露剂量

暴露剂量通常指进入机体的有害物质的数量。与机体出现各种有害效应关系最为密切的是有害物质到达机体靶器官或靶组织的量。但是，有害物质在靶器官和靶组织的剂量在测定上尚有许多困难。因而，在环境卫生工作实践中多采用环境外暴露剂量和人体内暴露剂量。外暴露剂量通常是指人群接触的环境介质中的某种环境因素的浓度或含量，根据人体接触的特征（如：接触的时间、途径等），估计个体的暴露水平。内暴露剂量是指摄入体内的物质实际上被机体组织吸收的量，通过测定生物样品（如：血液、尿液、精液、乳汁等）中污染物或其代谢产物的含量来确定。相对于外暴露剂量，内暴露剂量可以综合反映个体经多介质、多途径暴露的总水平和风险，并能避免由环境外暴露剂量估计暴露水平时因吸收率的个体差异带来的影响，能真实地反映个体的暴露水平。因此，内暴露剂量与其产生的效应间的关系更密切。

随着暴露剂量的改变，产生某种反应（定量反应或定性反应）的数量随之改变的相关关系称为剂量-反应关系（Dose-Response Relationship）。在环境卫生学工作和研究中，剂量-反应关系的重要意义在于：一是剂量-反应关系的存在是暴露与反应依存性的重要依据，是对暴露与反应间因果关系的有力支持；二是剂量-反应关系是对暴露剂量和所产生的反应之间的一种定量描述，根据剂量-反应关系可确定不引起有害效应的最高暴露剂量水平，为制定卫生标准提供科学依据；三是剂量-反应关系是环境危险度评价必不可少的科学依据。

（三）暴露时间

作用剂量不仅与环境介质中物质浓度有关，而且与暴露的时间有关。有害因素的暴露可以是一次短时间的，也可以是多次长期的或者无限期持续性的。对于环境污染物的暴露，往往是在较低的剂量下数月或数年内的重复暴露。重复暴露的时间包括暴露频度和暴露持续期两个要素。暴露频度和持续期与靶器官和靶组织中的剂量（浓度）有关，所以它们是影响有害效应产生的重要因素。

体内靶部位化合物的浓度一直处于动态变化之中。在第一次暴露后，靶部位的浓度随之升高，但随后由于机体的排泄等作用浓度逐渐下降。如果其浓度在下降至零以前，有第二次暴露，则靶部位的浓度在原来残留的基础上会有更大的提高。经过如此多次暴露，靶部位的浓度可蓄积到有害作用的水平。暴露频度高（即间隔期短），靶部位的浓度蓄积到有害作用水平的期间越短；相反，暴露间隔期长，靶部位的浓度蓄积到有害作用水平的时间越长，甚至永远蓄积不到有害作用的水平。除了作用时间以外，影响体内或靶部位蓄积量的重要因素还有化合物的生物半减期和摄入量。

三、环境多因素暴露与联合作用

（一）环境因素作用的多样性

环境有害因素是多样的，包括物理性、化学性和生物性因素。生活环境中，不可避免地暴露出多种环境有害因素，如食品中残留的农药和污染的重金属、水中有机物和氯化消毒副产物、大气污染物和室内空气中的烹调油烟、香烟烟雾等。多种物理、化学和生物因素通过多种环境介质进入人体，造成对健康的联合作用危害。

存在于各环境介质中的化学因素是最常见的有害因素。人类在从事许多生产和生活活动中不断地排放出多种污染物，例如，污染大气的烟道废气、汽车尾气及污染水源的各种工业废水等都是复杂的混合物。石油化工废气中同时存在丙烯腈、乙腈和氢氰酸等化合物；焦化厂排出的废水含有氰化物、硫化物、焦油、酚类等化合物；饮用水消毒可产生600多种消毒副产物；烹调油烟有200多种成分；烟草燃烧可产生3 800多种物质，其中确认的致癌物至少有44种。这些物质也都不断地进入各种人类可能暴露的环境介质中。因此，人体吸入的空气、饮用的水、摄入的食物中的污染物都不是单一的，而是多种物质同时存在。这些物质同时存在时对人体的作用与其中任何一种单独存在所产生的效应有所不同，它们在体内往往呈现十分复杂的交互作用，彼此影响生物转运、转化、蛋白结合或排泄过程，使机体的毒性效应加强或减弱。凡两种或两种以上的化学物同时或短期内先后作用于机体所产生的综合毒性作用，称为化学物的联合毒性作用（Joint Toxic Effect/Combined Toxic Effect）。

（二）联合作用的类型

环境中化学物的联合作用是最为常见也是研究最多的联合作用。根据多种化学物同时作用于机体时所产生的毒性反应性质和大小将其分类如下：

1. 相加作用

多种化学物联合作用的强度为各单独作用强度的总和（例如，$2+4=6$），此种作用称为相加作用（Additive Effect）。化学结构相近或毒作用靶器官相同、作用机制类似的化学物同时存在时，往往发生相加作用，这是较常见的一类联合作用。如两个有机磷农药同时进入机体时，其抑制胆碱酯酶的作用常是相加作用；大部分刺激性气体的刺激作用，一般也呈相加作用，如：一氧化碳和氟利昂、丙烯腈和乙腈、NO_2 和 SO_2 等；大多数碳氢化合物（汽油、乙醇、乙醚等）在麻醉效应方面也表现为相加作用；醛类的诱变性或急性致死毒性都呈相加作用。

2. 协同作用

两种化学物联合作用的强度远远超过各单独作用强度的总和（例如，2+4＝20），此种作用称为协同作用（Synergism）。例如，四氯化碳和乙醇对肝脏均有毒性，当同时进入机体时，其对肝脏所引起的损害远较其单独作用要大。又如，暴露石棉可使肺癌危险度增加5倍，吸烟可使肺癌危险度增加11倍，但是吸烟的石棉工人的患癌率增加了55倍。

还有一种协同作用的类型称为合作协同作用（Coalitive Synergism），指两种化学物在体内相互作用产生一种新的化学物，从而产生两种化学物单独作用时不会产生的有害效应。如：亚硝酸盐和胺类化合物可在胃内生成亚硝胺类化合物，亚硝胺类化合物具有强致癌性。

3. 增强作用

某一化学物本身对机体（某器官或系统）并无毒性，另一化学物对机体有一定毒性，当两者同时进入机体时，前者可使后者的毒性大为增强（例如，0+3＝10），此种作用称为增强作用（Potentiation）或增效作用。例如，异丙醇对肝脏无毒，但当其与四氯化碳同时进入机体时，则可使四氯化碳的毒性大大高于其单独作用。

4. 拮抗作用

两种化学物同时进入机体后，其中一种化学物可干扰另一种化学物的生物学作用，或两种化学物互相干扰，使其联合作用的强度低于各自单独作用的强度之和［例如，4+6＝8；4+（－4）＝0；4+0＝2］，此种作用称为拮抗作用（Antagonism）。例如，大量口服铁剂可减轻锰的毒作用。二氯甲烷与乙醇之间也存在拮抗作用。化学物的拮抗作用是许多解毒剂作用机制的基础。拮抗作用又可分为以下四类。①功能拮抗（Functional Antagonism）：两种化学物在同一生理功能中产生相反的作用，以致彼此抵消了各自的生物学作用，如：兴奋剂与镇静剂。②化学拮抗作用（Chemical Antagonism）：或称为灭活作用，是指两种化学物发生了纯粹的化学反应并形成一个低毒产物。例如，二巯基丙醇与砷、汞、铅等金属离子络合，从而减少这些金属毒物的毒性。③配置拮抗（Dispositional Antagonism）：两种化学物共存时，一种物质可使另一物质的配置，即吸收、分布、代谢和排泄过程发生改变，使其在靶器官上的浓度和（或）逗留时间减少，或使其毒性减弱或消失。在实际工作中，可应用相应的化学物以减少另一种化学物的毒性，如用活性炭防止化学物的吸收，以渗透利尿剂增加化学物的排泄。④受体拮抗（Receptor Antagonism）：两种化学物通过相互影响受体结合而降低其毒性的作用，称为受体拮抗作用，即竞争性拮抗，如：CO中毒时氧气的作用。不作用于同一受体所产生的拮抗作用，称为非竞争性拮抗，如阿托品对胆碱酯酶抑制剂毒性的减弱作用。

联合作用曾普遍称为交互作用，有些学者认为上述四种联合作用类型中，相加作用并不含有实质意义上的交互作用，因而把联合作用分为非交互作用（即相加作用和独立作用）的联合作用和交互作用（即协同作用和拮抗作用）的联合作用。

环境中共存的作用因素很多，除化学因素之间存在联合作用外，物理因素之间、生物因素之间、物理和化学因素之间、生物和化学因素之间也有可能产生联合影响。如：高浓度的氡可诱发肺癌，并与吸烟具有协同作用。乙型肝炎病毒感染和黄曲霉毒素暴露是肝癌发生的重要病因，两者具有协同致肝癌的作用。多种因素之间交互作用的类型和机制的复杂性可能都远远超过了今天人们的认识水平。

四、人群健康效应谱与易感人群

（一）人群健康效应谱

人群健康效应谱（Spectrum Of Health Effect）指环境污染引起的健康效应在人群中的分布情况，呈金字塔状。环境有害因素可引起不同程度的健康效应，效应从弱到强可分为五级：一是污染物经各种途径进入体内发生蓄积，使体内负荷增加，但不引起生理功能和生化代谢的变化。二是污染物进入体内的数量或频度增加，或暴露时间延长，引起某些生理功能和生化代谢变化，但是这种变化多为生理代偿性的，对健康无不良影响，属非病理学改变。三是体内负荷进一步增加，引起某些生化代谢或生理功能的异常改变，这些改变已能说明对健康有不良影响，具有病理学意义。不过，机体处于病理性的代偿和调节状态，无明显临床症状，可视为准病态（亚临床状态）。四是机体功能严重失调，代偿调节机制衰竭，出现临床症状，成为临床性疾病。五是出现严重中毒，导致死亡。在环境有害因素作用的人群中，由于个体暴露水平、暴露时间存在着差异，不同个体在年龄、性别、生理状态及对该有害因素的遗传易感性不同，可能出现不同级别的效应。而每一种级别的效应在人群中出现的比例是不同的。最严重的效应是死亡，所占比例很少；而最弱的效应是无效应负荷，所占比例最大。

健康效应谱有冰山现象之称。临床所见的疾病患者和死亡者只是"冰山之巅"，而不是冰山之全貌。预防医学需要了解和掌握"冰山"的全貌，即了解整个人群有害效应的分布，只有查清各种水平的健康效应在人群中出现的频率，才能更加科学地阐释环境有害因素危害的性质、程度与范围，对其危害做出全面的定量评估，为制定预防措施和卫生决策提供可靠的依据。

（二）易感人群

人群对环境异常改变（或环境有害因素作用）的反应存在着差异。尽管多数人在环境有害因素作用下仅有生理负荷增加或出现生理性变化，但仍有少数人产生机体功能严重失调、中毒，甚至死亡。通常把这类对环境有害因素作用的反应更为敏感和强烈的人群称为易感人群（Susceptible Group）。与普通人群相比，易感人群会在更小的环境因素变化条件（或更低的暴露剂量）下出现有害效应；或者在相同环境因素变化条件下，易感人群中出现某种不良效应的反应率明显增高。

（三）影响人群易感性的因素

影响人群对环境有害因素易感性（Susceptibility）的因素很多，主要分为非遗传因素和遗传因素两大类。

1. 影响人群易感性的非遗传因素

主要包括：年龄、健康状况、营养状态、生活习惯、暴露史、心理状态、保护性措施等因素。

（1）年龄

不同生命阶段是决定易感性的重要因素。不同年龄段的人易感性可能有较大差异。婴幼儿的免疫系统尚未发育成熟，血清免疫球蛋白水平低，加之个人行为方式（如：幼儿爱在地上爬行并将拾到的东西塞进嘴中）、吸收、新陈代谢与成年人有差异从而极易受到环境有害因素的影响；老年人因身体功能老化，生理、生化、免疫等功能降低，DNA 损伤的修复能力降低，防御伤害的能力逐渐减弱。因此，婴幼儿和老人对环境有害因素的作用往往有更高的易感性。

（2）健康状况

个体健康可影响对环境有害因素的毒性反应和易感性，尤其是当外来化学物选择性损害的靶器官处于病理状态时，机体对该化学物造成的损伤就更加敏感。

（3）营养状态

营养不良可使某些环境污染物的危害加重，患病的风险增加。高血脂、高血糖、低蛋白或维生素 A、维生素 C、维生素 B_1 和维生素 E 的缺乏都可影响化学物的毒性，加剧某些有害环境因素的作用，如：低钙、低铁可增加铅的毒性，低蛋白可增加镉的毒性，低硒对氧化性污染物的损伤更敏感。大量资料也显示营养缺乏与生物地球化学性疾病的患病率增加密切相关。

（4）生活习惯

吸烟、饮酒、膳食和运动等生活习惯均能影响人群对环境有害因素的易感性。吸烟对肿瘤和非肿瘤疾病的发生均有影响，吸烟在全世界都是引起发病率和死亡率增加的主要原因之一。吸烟引起的呼吸道改变、肺功能降低会增加吸烟者对大气污染物暴露的易感性；吸烟对多种致癌因素的致癌性有协同作用。同时，不能忽略的是香烟烟雾也会影响到被动吸烟者的易感性。

（5）暴露史

对同一种物质的暴露史，或其他不同物质先前的暴露情况都会影响个体当前的易感性。多种因素联合作用是环境暴露的重要特点，凡是先后接触具有相加作用、协同作用和增强作用化合物者，其易感性都会增加。特定职业人群或某些特定场所的人群属于高暴露人群，他们对环境毒物或有害因素的接触机会增加，罹患相关疾病的概率增大。即使生活在相似的环境中，个体间的暴露水平或者暴露"窗口"可能还是有差异，导致某些个体更易产生不良健康效应。

（6）心理状态

随着医学模式的转变，已有相当多的证据表明心理状态与疾病有关，成为某些疾病发生的重要易感因素。

以上影响易感性的多种因素，对每一个体来说不是一成不变的，如：由于不良生活习惯、营养状况和心理状态导致的易感性增高，在得到纠正和调整后其易感性则可恢复到正常人群水平。

2. 影响人群易感性的遗传因素

在年龄、健康状况、营养状态和行为习惯大体相近的普通人群中，对环境有害因素作用的易感性仍有明显的个体差异，这往往是由于遗传因素如性别、种族、遗传缺陷和环境应答基因多态性等所致。

现代分子生物学技术的发展和人类基因组计划的实施，正在从基因和分子水平上不断揭示遗传改变和其表型变化的关系，从本质上认识遗传因素对易感性的影响。人类的某些基因对环境因素的作用可产生特定反应，称为环境应答基因或环境易感基因。环境应答基因的多态性是造成人群易感性差异的重要原因。人体许多功能基因都有可能是环境因素作用的靶，这些基因结构上的多态性导致相应蛋白功能或酶活性的变化，最终表现为应答反应的多样性，产生易感性差异。人类基因组计划发现个体间基因组 99.9% 以上是相同的，不同个体对环境因素应答的差异却源于人类基因组中微小的（0.1%）那部分差异，这种基因的微小变异被称为基因多态性，它是个体对于相同环境暴露产生不同效应的基础。

人类早就注意到，遗传缺陷是某些个体对特定的作用因素易感的原因。如：着色性干皮病（XP）、共济失调性毛细血管扩张（AT）和先天性全血细胞减少症（FA），有 DNA 损伤修复缺陷，对紫外线、烷化剂和某些致癌物的作用敏感性增高；红细胞 6-磷酸葡萄糖脱氢酶缺陷者，对硝基苯类化合物及多种氧化物的损害异常敏感；高铁血红蛋白还原酶缺乏者，对亚硝酸盐、芳香胺和硝基化合物、臭氧和磺胺类药物等所谓高铁血红蛋白形成剂特别敏感。

环境应答基因的多态性是造成人群易感性差异的重要原因，环境—基因交互作用已成为各学科研究的热点。涉及环境因素易感性的基因可能非常之多，一种疾病的易感性往往与多种基因的多态性有关。如：人类大多数的癌症就是由多基因遗传变异与环境因素共同作用的结果，因此，更系统、更深入的研究是必要的。人群易感性的研究对深入认识环境暴露与健康危害的关系，开展高危人群的筛查、更经济有效地进行预防工作具有十分重要的意义。

第四节　自然环境与健康

人类生活在地球表面，这里包含一切生命生存、发展、繁衍所必需的各种适宜条件：洁净的空气、丰富的水源、肥沃的土壤、充足的阳光、适宜的气候及各种自然资源。这些环绕在人类周围自然界中的各种因素综合起来就构成了人类生存的自然环境。自然环境是人类和其他一切生命赖以生存和繁衍的重要条件，环境质量对人类健康至关重要。良好的自然环境因素对控制人体生物节律、维持机体正常代谢、增强免疫功能、促进生长发育等具有十分重要的作用。此外，舒适、幽雅的自然环境也有利于人体的心理和精神健康。但是，自然环境不是专为人类设计的"伊甸园"，在自然环境中也存在许多对健康不利的因素，如：地质灾害、极端天气、地表化学元素分布不均、天然有害化学物质、动植物毒素、致病微生物等。利用有利的自然环境因素，最大限度地减少和防范不利的环境因素对健康的影响是环境卫生学研究的基本任务之一。

一、自然环境物理因素对健康的影响

（一）地质灾害对人类健康的影响

地质灾害，通常指自然或者人为因素的作用下形成的，对人类生命财产、环境造成破坏和损失的地质作用或现象，包括地震、火山、洪涝、滑坡、崩塌、泥石流、沙尘暴等。由于这些以自然态物理形式的地质灾害一般具有突发性和破坏力巨大的特性，因此往往会危及到人类的生存与健康。在我国，每年由于这些突发性地质灾害造成的损失是巨大的。

1. 地震

地震是由于地球深处地壳运动能量的突然释放造成的，是地球板块之间相互挤压、碰撞，当聚集的应力达到一定程度并超过岩石承受力限度时，岩石就会发生破裂并释放能量，产生冲击波导致地表的震动及地裂，从而造成震动范围内的地表建筑、工程设施的破坏及人员的伤害。

地震经常沿着构造板块边缘发生，地震的强度越大，破坏性越大。地震对人类健康的影响既有直接影响，又有间接影响。直接影响是由于地面强烈的震动引起的地面断裂、变形引起的建筑损坏、倒塌及对人畜造成的伤亡和财产损失等。间接影响是由于地震所引起的海啸、山体崩塌、泥石流、水坝河堤决口造成的水灾，以及震后的流行瘟疫或地震引起的输油、输气管道破裂、爆炸和有毒有害气体的泄漏、核电站放射性物质的泄漏，这些都严重威胁到人类的生存和健康。此外，地震还会给人类心理和精神上带来更严重的伤害，导致一系列心理健康问题，包括急性应激障碍、创伤后应激障碍、抑郁、焦虑等，这些心理创伤甚至会持续到地震事件后的很长一段时间。

2. 火山喷发

火山喷发是在地下深处呈熔融状态的岩浆物质，在高温高压条件下，因地壳运动、岩层发生断裂、岩浆从此处涌向地表。据统计，全球每年约有 50~60 座火山喷发，对人类的生活和健康构成了严重的威胁。

火山喷发的物质包括固态、液态和气态三相，固态物质中一般为被爆破碎裂的岩块、碎屑和火山灰等；喷出的液态物质中有熔岩流、水及水和固态物质混合形成的泥石流；喷出的气态物质一般有水蒸气和碳、氢、氮、氟、硫等的氧化物，其中包括氟化氢（HF）、氯化氢（HC1）、二氧化硫（SO_2）、二氧化碳（CO_2）等有害气体。火山喷发物可对气候造成影响，也可对人群造成直接伤害。

（二）极端天气变化对人类健康的影响

地球的大气系统是脆弱的，它总是处在不稳定的状态，始终从平衡到不平衡状态变化，极端天气实际上就是地球驱离大气平衡态的必然结果。极端天气主要包括台风、龙卷风、洪涝、干旱、低温、雪暴、冰雹、沙尘暴、高温天气等。由极端天气导致的灾害是人类面临的最重大的环境问题之一。据统计，水文气象灾害是影响最广、死亡人数最多的灾害，分别占全球受灾和因灾死亡人数的 98% 和 83%。

1. 台风、龙卷风、焚风

台风是指中心最大风力在 12 级以上的热带气旋。台风引发的灾害主要表现为暴雨、大风及暴潮、洪水、滑坡等。

龙卷风是一种小尺度的强烈旋涡。它来势凶猛，破坏力巨大，除极大的阵风和气压变化外，还常伴有雷暴、冰雹和强阵雨。龙卷风发生具有季节性，主要集中在春、夏两季，尤以 7、8 月份最多，占总数 60%。

焚风，最早是指气流越过阿尔卑斯山后在德国、奥地利和瑞士山谷的一种热而干燥的风。焚风可能引起严重的自然灾害，它常造成农作物和林木干枯，也容易引起森林火灾，造成人员伤亡和经济损失。

2. 洪涝和干旱

（1）洪涝

洪涝主要指长期降雨和短期大量降雨导致河流过度积水、洪水泛滥，淹没地势较低的地方，造成灾害。洪涝的形成，受地理位置、地形、降水、植被、土壤等多种地形条件的制约，加之我国幅员辽阔、地形复杂、季风气候影响，洪涝灾害分布具有明显的地域性和时间性。

（2）干旱

干旱是由于雨量偏少造成的。严重干旱是持续时间长、影响范围大的自然灾害，也是一种极端的气候灾害。

3. 天气变化对人类健康的影响

（1）高温天气

在气象上一般以日最高气温≥35℃作为高温天气，"热浪"通常指持续多天 35℃以上的高温天气。

（2）寒冷天气

按我国气象部门规定，凡使当地 24 小时降温 10℃以上或 48 小时降温 12℃以上，且最低气温降至 5℃以下的强冷空气称为寒潮。寒潮主要是指来自高纬度地区的寒冷空气，在特定的天气形势下迅速加强并向中低纬度地区侵入，造成沿途地区剧烈降温，并常伴有大风、雨雪、冻害等现象。寒潮主要危及农业生产，并对人畜的健康产生较大的影响。

（3）沙尘暴天气

沙尘暴是强风将地面大量的沙尘吹起，使空气浑浊，水平能见度小于 1000m 的灾害天气现象。沙尘暴的出现是强力的风力、丰富的沙尘源和不稳定的空气状态等各种因素综合作用的结果，主要发生在干旱、半干旱及土地沙漠化比较严重的地区。

（三）高原特殊地理环境对人类健康的影响

自然环境中，大气压或氧分压受各种因素的影响，如：温度、湿度、风速和海拔等方面的改变，其中以海拔的影响最为显著，它与大气压成反比关系。简单地说，海拔每升高 100m，大气压就下降 5mmHg（0.67kPa），氧分压亦随之下降 1mmHg（0.14kPa）左右。

青藏高原平均海拔高度在 4000m 左右，享有"世界屋脊"之称，其特点为高海拔导致低大气压、低氧分压的形成，空气稀薄，氧气缺乏。

1. 有利方面

人体有很强的柔韧性，高原低氧环境促使人体调动体内的生理功能活动从而提高心、肺、血液的功能，增强氧利用，改善新陈代谢，提高免疫功能，因此会给健康带来一系列好处。藏族是人类适应高原环境的典范。

2. 不利方面

对于一部分人来说，主要是长期生活在平原的高原移居者，可因高原低氧引起急性高原反应、高原肺水肿、高原脑水肿、红细胞增多症和高原性心脏病等不利于健康的影响。

二、自然环境化学因素对健康的影响

（一）自然环境地域分异导致的各元素差异对健康的影响

地域分异是指自然地理环境各组成要素或自然综合体沿地表按确定方向有规律地发生分化所引起的差异。自然界中地域分异的现象是非常显著的，从赤道到两极、从沿海到内陆、从山麓到高山顶部，甚至在局部地段（如：山坡和谷底）都可以观察到不同属性的自然环境规律性变化。

生命的出现、生物的演化和生物的生命过程，都无时不与所生存的地球化学环境相联系、相适应。在地球化学元素中，有许多是与人和其他生物体生命有关的要素，称为生命元素或生物地球化学元素。生物体的化学组成，必定反映它的生长环境的特定组成。从医学的角度出发，研究这些环境化学因素与人体健康之间的关系，必须首先研究地球化学环境和有机体相互作用的区域分异规律，为某些地方病的病因研究、治疗及预防提供科学的依据，为探讨人类生存的最佳化学环境提供科学的理论基础。

环境中地球化学元素与人体健康密切相关。但是，由于地球表面自然环境化学组成是不均一的，这种差异在某种程度上势必反映到包括人体在内的生命体中来，在一定程度上影响和控制着世界各地区人类和生物界的发展，造成生物生态的区域性差异。当这种地球化学条件超出人类和其他生物所能适应的范围，就会对人体健康产生不同性质和不同程度的影响。一般来说，人类对当今所处的化学环境基本适应，但在有些地区，人对环境化学因素的改变适应性较差，出现某些地球化学性疾病。

影响地域分异的基本因素可分为地带性和非地带性两类。地带性是指自然环境各要素在地表近于带状延伸分布，沿一定方向递变的规律性。非地带性是指自然地理环境各组成成分及其相互作用形成的自然综合体不按或偏离地带性规律的特性，或仅指不呈带状分布的地方性差异。

（二）地球化学元素对人体的生物学作用

地球化学元素对生命活动、发育成长、演变和进化、疾病治疗及许多代谢过程都是必需的。事实表明，人类许多疾病和健康问题与地球化学元素所导致的代谢紊乱有关。

元素的生态循环，基本是通过食物和饮水进入人体的，约占人体元素总量的 70%~90%。地球化学环境作用于人体的化学物质的种类和数量，往往取决于地理环境中各地理要素的综合作用和平衡关系。一般来说，环境给人体提供化学元素是处于一种相对平衡状态的，有其阈值范围。在此阈值范围内，机体的调节功能正常。当某个或某些环境条件发生变化时，就会破坏机体正常调节代谢过程范围内所需要的化学元素阈浓度的上限和下限，导致体内元素低于下限阈浓度或高于上限阈浓度，造成机体化学元素及其综合作用失去平衡，干扰机体的调节机制，使该元素在机体的吸收、分布、代谢、排泄等发生紊乱，导致功能障碍，严重的可引起器质性病变。

地球生物从原始、低级到复杂、高级的进化过程中，作为生命必需元素的数量也是逐渐增加。在生命开始形成阶段，只有 8 种元素是绝对需要的，它们是氢、氧、碳、氮、硫、磷、钾、镁。前 6 种是氨基酸、糖、脂肪、嘌呤、嘧啶、核苷酸分子的主要构成元素，镁是稳定核糖核酸（RNA）和脱氧核糖核酸（DNA）的必需元素，而 RNA、DNA 是分化和遗传的基础，且对磷酸盐中能量的交换起作用，钾是生命产生的必要阳离子。因此，这 8 种环境化学元素对原始生命的产生来说，是必要和充足的条件。

在 21 世纪，人们将更加关注环境化学因素与健康这个全球性问题。环境化学元素，特别是微量元素对人体健康的影响，应从有利、有害两个方面去认识，既要认识其毒性作用，也要理解其抗毒性作用。例如，银、汞、铅等化学元素，尽管其是生命所非必需的，但其相关制剂很早已应用于临床作为强效消毒剂。此外，必需和非必需微量元素的划分是根据长期生命科学研究结果做出的，其界限不是固定不变的。随着科学研究的深入，一些目前尚未被认识的非必需元素可能成为必需元素。例如，曾经被列为非必需元素的硒，在后来的研究中发现其是谷胱甘肽过氧化物酶的重要辅基而发挥作用后被列为必需元素。

在我国，由于地球化学环境的差异，在一些特殊地域的水和（或）土壤中某些元素存在过多或过少，当地居民通过饮水、食物等途径摄入这些元素过多或过少，而发生了典型的生物地球化学性疾病，如：地方性甲状腺肿、地方性氟病、克山病、大骨节病等，这些地方病的分布模式，除地球化学环境因素外，还与病因、宿主、环境、生态条件、社会、经济、文化等因素有关。有关这类生物地球化学性疾病将有专章进行比较全面和详细的阐述。

三、自然环境生物因素对健康的影响

（一）动物与人类健康的关系

目前，地球上存在的动物约 150 万种，人类虽然对这些动物进行了大量的研究和认识，但仍然是很不够的，特别是对无脊椎动物的研究很欠缺，对许多动物的地理分布也了解很少。生存于自然界的动物对人类的生存及健康有着密切的联系，人类虽然已经做出了很大的努力去了解动物与人类生存和健康的关系，但在这方面的认识仍然是非常有限的。例如，3 万种原生动物只知道有几十种是人类寄生物，只有其中的少数是病原体。在节肢动物方面情况也是如此，现有 80 万种节肢动物中，只有几十种在人类传染病和其他疾病发生上起了一定的作用，这些方面的知识也很有限。

1. 人与动物的关系

地球是一个庞大的生态系统，由生物群落及其周围的生存环境共同构成，人类仅仅是这个庞大生态系统中的一个组成部分，人类的生存与生态系统中的各个环节密切相关，一些引起人类疾病的病原体也同样是生态系统中生物群落组成的一员。病原体与媒介和宿主之间及环境之间形成一定的地理景观，作为一定的生物群落生活和保存下来，它们之间必然维持一定的共生共存关系。一方面，当这个特定的生物群落共生共存的相对平衡被打破时，宿主和媒介的种类和数量减少或完全消灭，病原体的传播也就随之减少或消失；另一方面，病原体在生物进化过程中，通常是与某些特定的生物群落发生联系，形成较为固定的循环，当人类侵入这个生物群落，如：工业开发、游泳等，使病原体的自由生活方式改变转而获得适应寄生于人类的这一特定宿主的能力，从而引起人类的感染。

2. 动物毒素

陆生和水生的有毒动物所产生的有毒物质称动物毒素。许多动物毒素的毒性很强。动物毒素按毒作用的性质可分为神经毒素、心脏毒素、细胞毒素、凝血毒素和抗凝血毒素等。

3. 人畜共患疾病

人畜共患病是人和脊椎动物由共同病原体引起的，在流行病学上有关联的传染病，其所涉及的动物范围非常广，包括家畜、野生动物、鸟类、水生动物和节肢动物等。人畜共患病按其病原体的种类通常可以分为以下几种：①病毒性人畜共患病，如：森林脑炎、乙型脑炎、狂犬病等；②立克次体性人畜共患病，如：鼠型斑疹伤寒、恙虫病、Q 热、埃立克体病；③螺旋体性人畜共患病，如：钩端螺旋体疾病、回归热、莱姆病等；④细菌性人畜共患病，如：鼠疫、布鲁菌病、炭疽等；⑤寄生虫性人畜共患病，如疟疾、血吸虫病、弓形虫病、囊虫病、黑热病；⑥其他人畜共患病，如：疯牛病等。此外，人畜共患病的分类还可按病原体的寄生和储存宿主分为以动物为主，以人为主或以人与动物并重的人畜共患病，也可按传染源和病原体的生活史进行分类。

人畜共患病的流行特征如下：①流行性，人畜共患病的流行过程有一定的广度和强度，可散发、暴发、流行或大流行。但此类疾病在一般情况下多呈散发状态。②季节性，多数有明显的季节性，呈现季节性的主要原因与环境气候、宿主和媒介昆虫的季节性消长有关。③地方性，病原体的宿主及传播媒介均受地区条件、气候条件、人们生活习惯等因素的影响，故其患病往往局限于一定的地区范围内发生。

（二）植物与人类健康的关系

自古以来，植物一直在默默地改善和美化着人类的生活环境，在植物王国里约有7000多种植物可供人类食用，有不少植物具有神奇的治病效果，民间草药约有 5000～6000 种，现代药物中有 40%来自大自然。人类的生存离不开植物，植物与人类和其他动物的健康息息相关。

1. 植物对人类健康有利的方面

（1）植物具有调节气候的作用

植物影响到空气的组成，它能增加大气中的氧气，有益于健康。植树造林不仅有降温作用，且能提高绿化区空气中的相对湿度，从而能改善小气候，形成冬暖夏凉，有利于人类居住的良好环境，有利于人体的健康。

（2）植物能净化空气

植物是天然的吸尘器，植物有过滤空气和吸附粉尘的作用。

（3）植物对微量元素的浓集作用

在植物参与自然界生物循环过程中，植物依照本身需要从水、土壤中汲取营养。不同的植物群落和不同的植物物种对化学元素的吸收量不同，不同植物有选择性地浓集个别化学元素。

（4）植物可抑制噪声的危害

噪声是一类严重的环境公害，对身体健康产生多方面的有害影响。控制或降低噪声的方法很多，其中绿化造林利用植物控制噪声的干扰是一种行之有效的办法。

（5）植物对污水的净化作用

在自然界中，不同的植物对于环境中各种有害的污染物有一定程度的吸收作用。例如，对于环境中的酚类化合物，生长在水边的灯芯草、盐生灯芯草及水葱等，都能净化污水中的单元酚，对污水起到良好的净化作用。

（6）植物的其他有益作用

植物是人类和动物的食物，在生物–人类食物链中占有主要的地位。例如，人类生存所需要的谷类和蔬菜瓜果，以及许多动物性食品，无一不与植物有关。植物还能提供建筑材料或工业原料，作药材用于防病治病。

2. 植物对人类生存的不利影响

植物虽是我们赖以生存的物质环境，但任何事物都具有双重性，它既有很多对人类健康有利的因素，但同时也具有一些对人类生存及健康不利的方面。

（1）有毒植物和植物毒素

地球上有毒植物的分布很广，种类不到 2000 种。《中国有毒植物》一书，介绍了 943 种有毒植物，包括可致人过敏、神经中毒、皮肤糜烂、致癌等有毒植物。植物毒素（Plant Toxins）是指天然存在于植物中对人和动物有毒的化学物质。植物毒素主要包括以下几类：生物碱、糖苷、毒蛋白、多肽、胺类、草酸盐和真菌毒素等。生物碱是一类较为常见的植物毒素，其毒性较强，常见含生物碱的有毒植物有多属豆科、马钱科、石蒜科、天南星科、防己科等。糖苷类中强心苷类对心脏具有强烈作用，多存在于夹竹桃科、百合科、卫矛科等植物中。毒蛋白类在少数植物种子中出现，但毒性极强，如：蓖麻毒蛋白就是一种极毒化合物。某些藻类含有天然毒素，如：软骨藻酸，具有神经毒性；微囊藻和节球藻毒素具有致癌性。

（2）花粉过敏症

在自然界中植物花粉的传播方式可分为风媒花和虫媒花两类。风媒花由于花粉产量多、体积小，质量轻，容易借风力传播，是造成过敏症的主要花粉。花粉的季节性大致可分为三种类型，即春季型、夏季型和秋季型，如：秋季的花粉主要有莠类、蒿属、向日葵、大麻、蓖麻及禾本科等花粉。花粉过敏症是一种危害人体健康的常见病和继发病。花粉过敏症患者的临床表现因人而异，主要表现为流鼻涕、流眼泪、打喷嚏等，严重者会诱发气管炎、支气管炎、哮喘、肺心病等，按其表现症状可划分为三大类：花粉性鼻炎、花粉性哮喘、花粉性结膜炎。

（3）植物致变应性接触性皮炎

某些植物（包括观赏性植物）可引起变应性接触性皮炎，进而影响人们的日常生活和工作。

第二章　环境管理的理论基础

理论是对现象和事实本质的认知、把握，是对关系和规律的抽象阐述，属于一种思想的存在形式。现实也就是存在的现实，包含现象和事实在内。现实的反思、归纳和分析、总结上升为理论，理论同时反过来指导对于现实的分析。如今，环境管理理论成了人类在长时间的环境保护实践过程中总结出来的思想精髓，其理所应当成为环境管理实践的指导。

第一节　可持续发展理论

所谓可持续发展理论则指不仅满足当代人的需求，同时没有对后代人满足他们需求的能力带来危害的行为。它通常包含三个方面，分别是生态、经济及社会。所谓生态可持续发展则指维系健康的自然过程，确保生产系统的生产力和功能，维系自然资源基础和环境。所谓经济可持续发展则指确保经济可持续增长，特别是迅速提升发展中国家的人均收入，与此同时采取经济手段管理资源和环境。而社会可持续发展则指长时间满足社会的各项基本需求，维持资源与收入在每代人之间的公平、公正分配。

一、可持续发展的由来

（一）环境问题与可持续发展的提出

对于环境问题如何产生和解决方法的持续思考和反省成了现代可持续发展思想产生的一个重要根源，各类典型代表的书籍、政府文件及国际条约均由人类对于环境问题给予思考和反省的结果。这些思考和反省是人类意识到环境问题的实质和根源体现在环境与发展之间的关系方面。

如今我们能感受到生态方面的压力，诸如土壤、水、大气、森林的衰退对于发展所带来的一系列影响。也逐渐意识到国家与国家之间在经济方面彼此依赖有着非常重要的意义，而现在我们能感受到国家与国家之间在生态方面彼此依赖的场景，生态同经济之间有着密切的联系，它们互为因果，这就是"可持续发展"，可持续发展是不仅能够满足当代人的需求，同时又不对后代人满足他们需求能力带来危害的发展。可持续发展的提出属于人类针对自身发展认知的一个巨大飞跃。如果人类不对当前的生存方式和发展方式做出改变，不走一条可持续发展道路，那么人类就无法继续生存和发展。

（二）可持续发展的主要原则

可持续发展有着非常丰富的内涵，不过通常来讲，其基本原则体现在以下三个方面：

1. 持续性原则

资源和环境属于可持续发展的重要限制性因素，如果没有资源和环境那么人类就无法生存和发展。所以，资源的持久使用和环境的可持续性成为人类实现可持续发展的一个重要保证。人类要想更好地发展就不能够对地球生命支撑系统的大气、水、土壤、森林、生物等诸多自然条件带来损害，对其开发和利用的强度和规模无论如何不能超越其本有的承载能力。

2. 公平性原则

公平性原则包含两个方面，分别是代内公平和代际公平。代内公平是指世界各国按其本国的环境与发展政策开发利用自然资源的活动，不应损害其他国家和地区的环境；给世界各国以公平的发展权和资源使用权，在可持续发展的进程中消除贫困，消除人类社会存在的贫富悬殊、两极分化状况。代际公平是指在人类赖以生存的自然资源存量有限的前提下，要给后代人以公平利用自然资源的权利，当代人不能因为自己的发展和需求而损害后代人发展所必需的资源和环境条件。

3. 共同性原则

可持续发展是全人类的发展，必须由全球共同联合行动，这是由于地球的整体性和人类社会的相互依存性所决定的。尽管不同国家和地区的历史、经济、政治、文化、社会和发展水平各不相同，其可持续发展的具体目标、政策和实施步骤也各有差异，但发展的持续性和公平性是一致的。实现可持续发展需要地球上全人类的共同努力，追求人与人之间、人与自然之间的和谐是人类共同的道义和责任。

二、可持续发展的主要流派

如今，可持续发展的一些基本理论仍然在不断地探究和形成中。可持续发展理论探究主要为下面几大流派，不仅有生态学方面的，而且有经济学方面的，同样有社会学方面的、系统学方面的及环境社会系统发展学方面的。几大流派从各不相同的角度、各不相同的方面，分析、探究了可持续发展具有哪些基本理论和方法。

（一）　生态学方面

认为生态、环境和资源的可持续性成了人类社会实现可持续发展的重要基础。它们把生态平衡、自然环境保护、环境污染治理、资源合理开发与持久利用等视作其最为基本的分析研究对象和内容，而且把自然环境保护同经济快速发展之间所取得的平衡视作可持续发展的一个极其重要指标和手段。

（二）　经济学方面

经济的可持续发展成了实现人类社会可持续发展的一个基础与核心问题。它将区域开发、生产力布局、经济结构优化、物资供应需求之间的平衡等诸多区域可持续发展过程中的经济学问题视作基本研究内容，而且把"科技进步贡献率抵消或者克服投资的边际效益递减率"视作衡量可持续发展的一个重要指标和基本手段，大力肯定科学技术对于实现可持续发展所发挥的决定性作用。

（三）　社会学方面

创建一个可持续发展的社会成了人类社会发展的最终目标。它把人口增长与控制、全面消除贫困、社会经济发展、分配公平公正、利益均衡等诸多社会问题视作基本分析研究对象和内容，而且把"经济效率与社会公正之间的平衡"视作可持续发展的一个重要判据和基本手段，这同时成了可持续发展所孜孜以求的社会目标和伦理规则。

（四）　系统学方面

可持续发展分析研究的对象为"自然—经济—社会"这一错综复杂的大系统，采取系统学的理论和方法，通过综合协同这一观点去分析探究可持续发展的本源是什么和可持续发展有哪些演化规律。

（五）　环境社会系统发展方面

人类社会同自然环境所构成的是一个无法分割的整体。人类的生活方式主要彰显在人类社会的生产方式、生活方式和组织方式方面，人类的生存方式受到人类社会与自然环境之间的相互作用这一决定因素影响。这一流派提倡立足于环境社会系统健康持久的发展，借助于各个组成部分在界面活动过程中的协作来促进可持续发展。

三、"三种生产"理论及其在环境管理中的地位

（一）"三种生产"理论的概念模型

在"三种生产"理论中我们了解到，世界系统本质上属于一个由人类社会与自然环境所组合在一起的错综复杂的大系统，可以称作"环境社会系统"。在世界系统中，人与环境的联系十分密切，这种联系主要体现在人与环境之间的物质、能量及信息的流动方面。

在以上三种流动中，物质的流动属于基本的，它属于能量以及信息的流动的基础和载体。其中，在物质运动这一基础层次上，又能够划分成三个子系统：其一，物质生产子系统；其二，人口生产子系统；其三，环境生产子系统。实际上，整个世界系统无论是运动还是变化均取决于这三个子系统本身内部的物质运动，以及各个子系统之间的联系程度，即这里所讲的"生产"，即有输入、输出的物质变化活动的整个过程。这三种生产理论成了环境社会系统发展中的中心理论。

（二）物质生产、人口生产、环境生产的内涵及联系

简单来讲，物质生产则指人类从环境中获得生产资源且接受人口生产过程中所产生的消费再生物，同时把它们转变成生活资料的整个过程。这一过程所生产出的生活资料能够满足人类的物质需求，而且产出加工废弃物返回自然环境中。

所谓人口生产则指人类生存和繁衍的整个过程。这一过程消费物质生产所供应的生活资料和环境生产所供应的生活资源，而且产生人力资源用来支持物质生产及环境生产，并且产生的消费废弃物也返回自然环境中，产生消费再生物然后返回物质生产环节。

所谓环境生产则是指在大自然和人力共同作用之下环境对于其自然结构、功能及状态的维持与改善。包含两个方面，分别是消纳污染和产生资源。

从中可以看到，这三种生产的关系呈现出环状结构。无论哪一个"生产"不顺畅均对整个世界系统的持久运行带来危害；换句话说，这三种生产之间的协同程度对于人类和环境这一巨大系统中物质流动的顺畅流通程度起到决定性作用。

物质生产环节有两个基本参量，其一是社会生产力；其二是资源利用率。其中，社会生产力同生产生活资料的总能力相对应，而资源利用率则意味着物质生产从环境中所获取的资源和在人口生产过程中所获取的消费再生物被转换成生活资料的比例。一国资源利用率越高，那么也就表明在同样的生活资料需求条件下，物质生产过程在环境中所获取的资源也就越少，所加载到环境中的废弃物也就越少。总体来讲，社会生产力快速发展，加工链节节点急剧增加，资源利用率大幅度下降成了工业文明在物资生产领域的三大基本特征。

人口生产环节有三个基本参量：其一是人口数量；其二是人口素质；其三是人口消费方式。其中，人口数量和消费方式对于社会总消费发挥决定性作用，这成了三个"生产"环状运行的最基本的动力，而社会总消费的持久增长则成了世界系统失控的最为根本的原因。

人口素质包含人的科学技术知识水平和文化道德素质，其不但对于人参与物质资源生产、环境生产的态度和能力起着决定性作用，同时具有调节自我生产的能力及消费方式的能力。所以，人口素质的全面提升不但彰显在物质资料生产和环境生产的提升及人口生产方式的改善方面，更为重要的则彰显在调节三种生产之间关系的能力提升方面。

消费方式不仅能够反映人的物质生活水平而且能够体现人的文化道德水准。极端奢侈、尽量享受的生活方式一直为人类新文明所不齿。但是倡导绿色消费、清洁消费、注重文化生活，成了与创建可持续发展所要求的消费模式相符的重要内容。而在工业文明时代（诸如蒸汽时代），刺激消费恶性增长的理论和行为对于人们消费方式和消费水准有着非常大的影响；人类的需求同商品联系在一起，人类成了商品生产的奴隶，进而无限期地增强了环境资源的开发利用和对于环境污染的超负荷，这成了工业文明发展模式无法持续的一个重要根源。

环境生产环节有两个基本参量，其一是污染消纳力；其二是资源生产力。环境接受那些从物资生产过程中所返回的加工废弃物和那些从人类的生产过程中所返回的消费废弃物，它所消解这些废弃物的能力具有一个限度，该限度称作污染消纳力；如果环境所接受的那些废弃物的种类和数量超过它的污染消纳力，那么就会使得环境质量大大降低。不仅如此，环境产生或者再生生活资源和生产资源的速度同样具有一个限度，该限度称作资源生产力。如果物质资料生产过程在环境中开发利用资源的速度超越了环境自身的资源生产力，那么便会引起资源的环境要素的存量大大降低。

所以，伴随着社会总消费的增加，只保护环境是远远不够的，还需要积极地去创建环境，增强环境生产，大力提升环境的污染消纳能力和资源生产能力。只有意识到污染消纳能力和资源生产能力在世界系统运行中占据基本参数地位，同时把环境建设发展为一种全新的基础产业，才能够使得环境生产承担起其在可持续发展过程中所应有的使命。在人口基数、消费水平一时居高不下，然而社会总消费和社会生产力持续提升的现实条件下，增强环境生产成了当务之急且有着长久的意义。

（三）"三种生产"理论对人类社会发展过程及环境问题的解释

人类社会截至目前的文明历程能够分成三大阶段，分别是原始文明、农业文明及工业文明。在以上三个阶段之中，人类与自然环境所组合成的世界系统经历了十分漫长的演变过程，人类对于此系统的认知同样经历了一个错综复杂而又曲折不断的历程。

在原始文明时期，世界系统中发挥主导性作用的为环境生产，这个阶段人口十分稀少，物质生产能力极其微弱，大体上均包含在环境生产之中。这个时候，人类同自然浑然一体，成为自然界的一部分。所以，世界系统从实质上来讲就是自然环境。

而在农业文明时期，人口生产同环境生产之间的相互作用在世界系统运行中占据着主导。根据人口生产的规模，我们又能够将农业文明时代划分成三大阶段：其一，早期阶段，物质资料生产的功能还没有在世界系统的运行中凸显出来；其二，中期阶段，物质资料生产虽然有所显现，不过仅仅属于人口生产的一个附属成分；其三，伴随着物质资料生产规模的逐渐扩大，它日益发展成了一个十分独立的系统，而渐渐从人口生产子系统之中脱离开来，这处于农业文明的晚期阶段。

而在工业文明时代中，物质资料生产无论是规模还是功能抑或是作用均日益强大，它所占据的地位由从属发展为主导，从而能够同人口生产、环境生产并列在一起，共同凭借环状联结构成了一个世界系统。

由一种生产然后到两种生产接着到三种生产，彰显出人类对于世界系统的认知过程。如今，环境问题依然极其尖锐，人类不仅意识到了环境生产所发挥的重要作用，而且认识到无论是人口生产还是物质生产，均需要适应于环境生产的能力。承认环境生产所发挥的作用及在世界系统中所占据的重要地位成了处理环境问题的重要出发点。

"三种生产"理论无论是对于环境管理工作还是环境管理理论体系的构建均有着十分重要的指导意义，主要体现在以下五个方面：

1. 阐述了人类与环境关系的本质

从"三种生产"环节之间的物质联系关系中我们能够看到，环境生产环节成了人口生产和物质资料生产这两大环节存在的前提条件和基础，物质资料生产在本质上将环境生产所产出的那些自然资源视作加工的原材料，凭借环境的自净能力来消受容纳所排放出的污染物，而人口生产推动了这个世界系统的运行。这个世界系统的稳定运行借助于"三种生产"环节间物质流动的顺畅来保证，"生产"这个词语彰显出了人类同环境关系的动态性及发展性，同时在人与自然关系的基础层面给予阐述。

2. 揭示了环境问题的实质以及产生的根源

从"三种生产"理论中我们同样能够发现，环境生产这一环节在输入—输出方面的失衡成了引起环境问题发生的根本原因。在环境生产这一环节，所输入的（排除太阳能）为人类在消费和生产环节所排放出的废弃物，这些废弃物不仅无法被环境亲和，同时还破坏和削弱了环境对于这些废弃物的消纳能力和对于资源的生产能力。而输入—输出方面的失衡使得自然环境系统运行得并不稳定，进而引起世界系统结构和运行的不稳定。因此，环境问题的实质就是引起"三种生产"环状结构运行缺乏和谐的人类社会行为问题。该实质成了我们分析、研究及解决环境问题的根本立足点。

3. 指明了环境管理的重要目标和任务

从"三种生产"所构成的世界系统中能够发现，要想使得它们运行得十分和谐，就需要使得物质在该系统之中的顺畅流通，需要使得所有生产环节的物质输入同输出之间平衡。换句话说，需要在既有的物质流通环节附加上一个功能单元。该功能单元应当能够把人类在生产和生活中所排出的"废弃物"通过与环境亲和的形态进入自然环境中，抑或是重新转化为物质资料生产子系统能够利用的资源，从而使得人类社会对于自然资源的开发利用程度、废弃物的排放程度同环境生产能力相符。所以，环境管理的重要目标和任务，其实就是促进该新单元的创建，进而确保"三种生产"物质流的顺畅流通。

4. 明确了环境管理的重要领域和调控对象

从"三种生产"理论中我们同样能够发现，环境问题的产生常常位于各种"生产"系统的交互界面中，也就是相互交叉的场所。比如森林，从一方面来讲它的经济价值决定了人类需要合理开发利用它；从另一方面来讲，它的生态价值决定了其不允许被肆意砍伐。这也就使得人类社会的行为在环境生产这一子系统和物资生产这一子系统的界面上有着矛盾。不仅如此，环境问题之所以发生往往是因为自然的、地理的、行政的等诸多不同边界上的活动缺乏协调性，如：河流、海洋以及其滨江、滨海地带，城镇和农村的混合地带，还有省份与省份、城市与城市的交界处的活动等。这些均有力地表明，环境管理的重要领域应当集中发生在各式各样的交互界面中的人类社会行为和行动。

5. 奠定了环境管理学的方法论基础

"三种生产"理论有力地表明，为了人类社会的健康持久地发展，人类需要致力于人与环境之间关系的和谐，具有一种良好的社会行为。然而，要想使得物质资料在"三种生产"子系统之间做到流动顺畅，其方法就是必须协调和协同。将人类社会有关的"三种生产"运行的行为协同起来，将"三种生产"子系统本身的利益追求同世界系统物流顺畅流通的要求协调起来成为环境管理方法论的基础。

第二节 管理学理论

管理学属于系统分析研究管理活动的基本规律和一般性方法的科学，它是在近代社会化大生产环境下和自然科学与社会科学逐渐发展的基础上所形成的。管理学的最终目的为分析研究现有的条件下怎样凭借科学、合理地组织和配置人类、财产、物质等诸多因素，进而提升生产力的水平。

一、管理学概述

（一）管理与环境问题

在 20 世纪中叶之后，环境问题越来越严重，人同自然环境之间的矛盾越来越激化，从而使得在全球领域的人均能够感受到"继续生存所面临的危机"。开始，人们并没有对其在意，认为依靠自己日益发达的科学技术，一定能够制止环境的恶化，使得环境恶化朝好的方向发展。不过，事与愿违，科学技术虽然治理了一些环境问题却又引起了更多的新的环境问题发生。所以，人类被迫从纯粹依赖治理技术的种种局限中跳出来，转而朝着"管理"的方向寻求出路。

朝着"管理"的方向寻求出路，其实就是进行环境管理。因为人类社会生存方式具有很多特点，诸如传承性、国际性、历史性，所以这成了一项前所未有的十分艰巨的管理活动和任务。站在这个角度上进行分析，在决定人类未来命运的种种环境问题面前，环境管理成了使人类社会能够健康、持久生存和发展的一项重要的管理活动。

很明显，环境管理是同现代管理理论和方法的支持分不开的。这必然需要环境管理的学习人员、研究人员和实践人员均能够了解、掌握某些管理学知识并将其运用于实践中。

（二）管理与管理学

不管是管理人员抑或是管理学家，对于管理学所存在的价值均是十分自信的。在他们看来，在人类的活动中，始终存在着管理，所有地方均需要管理。美国管理学家德鲁克（Drucker）持有这样的观点："在人类历史中，还很少有哪些事情比管理的出现和发展来得更加迅猛，对于人类有着更加重要和更加显著的作用。"德国管理学家赫尔茨（Hultz）则持有这样的观点："管理受到人类心智的驱使，它属于无处不在的一项人类活动。"

在那些通俗性的解释之中，一些人认为管理不过是管辖和处理而已；一些人认为管理其实就是借助他人的力量来进行工作；一些人认为管理其实就是决策；一些人认为管理其实就是组织。而在专业性的分析研究之中，一些著名管理学家分别给出了不同的定义。被人类称作"现代经营管理之父"的法国法约尔（Henri Fayol）持有这样的观点，所谓管理其实就是实施计划、组织、指挥、协调和控制。然而，美国的唐纳利（James Donnelly）则持有以下观点，管理其实就是通过一个或者更多的人进行协调他人的活动，从而方便获得个人单独活动所无法获得的效果而进行的活动。同样，畅销书作者罗宾斯（Stephen P. Robbins）则持有如下观点，管理是指同其他人一起或通过其他人使活动完成得更加有效的过程。

总之，管理属于一类极其重要的同人类活动的组织、协调、控制及目标相关的活动和过程。

（三）管理的基本职能

管理具有五项基本职能，分别是计划、组织、领导、控制及创新。其中，计划指制定目标且明确为实现这些目标所需要的行动，而计划职能包含很多具体内容，诸如定义目标、制定战略、制订子计划及一些必要的协调活动等。所谓组织则指为了完成计划目标，对于需要做哪些、如何做、谁去做等诸多问题进行安排的一种行动。而计划在执行过程中需要很多人的合作，借助于组织共同的努力，同那些各个个体行动的总和相比有着更大的力量，而且效率更高，所以，组织属于管理活动中一项重要的职能。所谓领导则指管理人员通过指导和激励整合组织里全部群体和个体的行动，进而完成组织目标的职能。所谓控制则指通过监控、评估等一系列活动，以及排除各种各样因素的干扰，用来保证计划实施的行动。所谓创新则指在计划、组织、领导及控制等一系列管理活动之中，面临涌现出的新问题、新情况的时候所采取的新方式和新方法。而创新职能本身并没有一些特有的表现形式，其自始至终在同其他管理职能的结合中彰显自己的存在性与价值。

二、管理学的主要理论

（一）现代管理学的主要理论

美国著名管理学家孔茨（Horold Koontz）在他的著作《管理理论的丛林》和《再论管理理论的丛林》里提出和论证了管理理论处在"丛林"状态中，且认为该"丛林"至少可以划分成以下 11 个学派。

1. 管理过程学派

管理过程学派将管理视作在组织中通过其他人或者同其他人一同完成工作的过程。这一学派着重强调管理过程自身所具有的重要性及同社会学、经济学等别的学科之间有哪些区别，提倡根据管理的组织、计划、控制及领导这四大职能创建一个分析探究管理问题的概念框架，将相关知识汇集起来，形成了管理学科。

2. 人际关系学派

人际关系学派的前身为人类行为学派，提倡将人际关系作为中心用于管理学分析研究。这一学派将同社会科学相关的既有的或者最近所提出的理论、方法及技术视作分析研究人际关系及现象的对象，由个体的个性特点，一直至文化关系，涵盖的范围十分广泛，无所不包。这一学派内部虽然有着不少不同的观点，不过都强调"人"的因素，强调心理学和社会心理学。在孔茨看来，人际关系虽然具有很多作用，不过并不能因此说人际管理涵盖了管理的一切，纯粹人际关系的分析探究还远远不够创建一种相关的管理科学。

3. 群体行为学派

这一学派同人际关系学派有着十分密切的关系，不过它所关心的通常是某些特定群体的行为，而并非人际关系和个人行为。这一学派基于社会学、人类学及社会心理学，而并非基于个人心理学。这一学派强调分析研究不同群体的行为方式，无论是小群体的文化和行为方式还是大群体的行为特点都在分析研究之列，往往也被称作"组织行为学"。其中"组织"这个词语能够表示企业、政府机构、医院或其他所有群体关系的体系和类型。在孔茨看来，这一学派的最大问题可能总是把"组织行为"与"管理活动"混淆。群体行为属于管理的一个重要方面，不过它同管理并不能画上等号。

4. 经验学派

这一学派提倡借助于分析经验（通常情况下为一些案例）来分析研究管理。这一学派持有这样的观点，管理专家学者和实际管理人员通过研究海量的管理案例，就能够十分容易地理解管理问题，逐渐学会管理。这一学派有时候也想获得一个方法，不过常常仅仅将它视作一种向那些实际管理工作人员和管理专家学者传授管理经验的方法，也就是"案例教学"。在孔茨看来，分析研究管理经验或分析以往管理过程有着极其重要的意义，不过没有经过科学提炼和分析总结出的管理实践经验也许并不适用于未来所涌现出的新情况，只有致力于探求基本规律的那些分析总结经验，才能够对于管理原则或者理论的提出或是论证有所帮助。

5. 社会协作系统学派

社会协作系统学派有着十分浓厚的社会学气味，所分析研究的内容同社会学一样。这一学派持有这样的观点，人类需要协作达到克服本身及环境在生物、社会等诸多方面的不足之处，从而形成一个社会协作系统。另外还提出了"正式组织"这一概念。所谓正式组织则指人们在其中可以共同分享信息且同一个共同目标而主动贡献力量的一种社会协作系统。在孔茨看来，社会协作系统学派无论是其强调的基础社会科学还是社会行为概念的分析抑或是对于社会系统结构里群体行为的分享研究，均对于管理学有着十分重要的意义，同管理学相比，该学派的研究内容范围更广，不过却忽略了不少对于管理人员来讲十分重要的概念、原理和方法。

6. 社会技术系统学派

社会技术系统学派持有这样观点，要处理管理问题，仅仅分析研究社会合作系统是远远不够的，还需要分析探究技术系统及与社会系统之间的相互影响，加上个人态度和群体行为遭到技术系统的影响。所以，需要将企业中的社会系统与技术系统结合在一起考虑，然而管理人员的一项重要任务则为保障社会合作系统与技术系统之间的相互协调。

7. 系统学派

系统学派对于管理学分析、探究的系统方法给予大力强调，在该学派看来，系统方法属于形成、表达、阐述和理解管理思想的一项最为有效的方法。其中，系统其实就是由相互联系或者彼此依存的一组事物所组合成的复杂统一体。而系统理论和系统分析已经在自然科学中有着很多的应用，而且形成了十分重要的系统知识体系。需要注意的是，系统理论同样能够应用在管理理论与管理科学中。一部分精明老到的管理人员和具有实际经验的管理专家学者，习惯于将他们的工作对象视作一个由彼此联系的因素所组合成的网络系统。在这一系统中各种各样的因素每时每刻均在进行彼此作用。采取系统方法对其给予分析研究，能够提升管理者和专家学者对于那些影响管理理论与实践的诸多有关因素的洞察力。

8. 决策理论学派

决策理论学派的基本观点为，因为决策成为管理的最为重要的任务，所以应当集中分析研究决策问题，而且管理将决策作为重要特征，所以也就不难理解为什么管理理论应当紧紧围绕着决策这个核心点来创建。如今决策理论学派的视野已经远远超过了有关评价比较方案过程的领域。他们将评价方案只视作分析整个企业活动领域的立足点，决策理论并非纯粹地局限在某一具体的决策，而是将企业视作社会系统研究，所以同社会学、心理学等一些学科有着很大关联。

9. 数学学派或者"管理科学"学派

虽然各种各样管理理论学派均在某种程度上运用数学方法，不过只有数学学派把管理视作一个数学模型和程序的系统。这一学派一部分人十分自负地称赞自己为"管理科学家"。这些人所持有的永恒信念则为，只要管理属于一个逻辑过程，就可以采用数学符号和运算关系进行表示。这一学派所采取的主要方法其实就是模型，此学派计划花费所有的精力分析研究一些类型的问题创建数学模型，精致地给予模拟和求解。在孔茨看来，虽然数学成了管理学的一个得力助手，不过不宜把运用数学方法的人们视作一个真正具有独立意义的管理理论学派，也就是认为数学属于一种工具而并非一个学派。

10. 权变理论学派

权变理论学派属于经验学派的一大进步，它不再局限于分析研究一些个别案例，提到一些个别解决方法，而是尝试提出了与特定情况相适应的管理组织方案及管理系统方案。在这一学派看来，管理人员所在的环境条件对于他们的具体工作起到决定性作用，管理实践本身就需要管理人员在运用理论和方法的时候将现实情况考虑在内。管理科学和管理理论并存，也根本不可能提供与所有情况相适应的"最佳办法"。权变理论专家学者广泛地使用了古典理论、管理科学理论及系统观念进行分析处理问题，其解决问题的方法有三大步骤：第一步是分析问题；第二步是罗列出当时重要的情况（条件）；第三步是提出具可行性的方案和各个行动路线的最终结果。因为不存在两种完全相同的情形，因此对于每一个情境来讲，其处理的方法总是十分独特的。

11. 经理角色学派

经理角色学派受到不少专家、学者和实际管理者的重视，通常通过留意管理人员的具体活动进行明确管理人员的工作内容。管理人员发挥着十分重要的作用，它们在人际关系中扮演着挂名首脑、领导者及联络者的角色，在信息中扮演着接受者、传播者及发言人的角色，在决策过程中扮演着企业家、资源分配人员、故障排除者及谈判者的角色。

第三节　行为科学理论

行为科学的分析研究，大体上可以划分成两个时期：前期将人际关系学说（也称作人群关系学说）视作主要内容；进入科学研究时期后，在美国芝加哥举办的一次跨学科会议上"行为科学"这个概念被提出，尔后在美国福特基金会所举办的各个学科科学家参与的会议上，正式将这门综合性学科命名为"行为科学"。

一、行为科学概述

（一）人类行为与环境问题

如今有一句十分流行的话语："没有买卖，就没有杀害。"虽然人们对于这句话有许多延伸指义，不过最开始，它其实是作为保护野生动物公益性广告的宣传语而出现的。这句话能够非常好地表达人类行为同环境问题有着密切的关系：如果没有市场买卖的行为，那么就不存在对野生动物的杀害，就可以保护这些濒临危险的动物。同样，如果没有那些不考虑环境影响的人类行为的出现,那么就不存在环境问题。

我们能够从中看到,人类行为成了引起当今世界环境问题发生的根源。然而环境问题的成功解决同样依靠人类行为的控制。所以,对于那些对于环境带来破坏的人类行为给予深入分析研究,用来探究为什么环境问题会发生,寻找解决环境问题的方法。

站在人与自然环境关系的角度进行分析,人类对于环境施加作用的社会行为虽然很多,不过均能够从以下三个层次上给予考察:

第一个层次为物质流,也就是环境中物质的流动行为,它可以简称为物质流。比如,C、N、S、Fe、Al、Pb 等诸多元素,H_2O、CO_2、SO_2 等诸多自然物质,加上塑料、纸张、农药、橡胶、垃圾等诸多人工合成物质,在生态环境之中,在人类社会中,还有在人类社会与大自然的界面上的流动。以上物质的流动是使得我们这个社会能够正常运行的一个重要基础。如果环境问题发生,那么也就意味着人类社会引起的这种物质流动过程中出现了一些问题。

第二个层次则为价值流,也就是人类社会中通过价值形态所表现出的物质流动行为,简称为价值流。人类社会同自然界有很大的不同,将两者区别开来的一个十分重要的标志则为存在"价值"或者"价格"的概念,采取"价值"尺度判断自然界或者人类社会中物质流究竟是否存在效益、究竟是否合算,便形成了价值流。实际上,伴随着人类社会的快速发展,价值或者价格发挥着十分大的作用,使得价值发展成了人类社会内部不少物质流动的动力。例如,为什么有些人会卖纸张、买纸张、使用纸张、扔掉纸张、回收纸张?答案十分简单,这些买、卖、使用、扔掉、回收纸张的所有环节均具有一个价值或者价格在其中发挥作用。换句话说,价值或者价格对于纸张流动的数量、质量及去向起着决定性作用。

第三个层次则为人类社会对于环境的行为有着很大作用,尤其是人同物质流、价值流有关的行为,这些行为均会对环境带来一定的影响,所以也可以将这些行为称作环境行为。

(二)行为和行为科学概述

人类的行为受到很多因素的影响,每个人对于同样一件事情有着各不相同的行为,例如,一些人违法吃野生动物的原因是什么?一些人那么喜欢吃鱼翅的原因是什么?一些人喜欢开排量十分大的汽车的原因是什么?杀戮的皮草和环境保护的裸体十分流行的原因是什么?受过高等教育的人依然很难将垃圾分类的原因是什么?不少人在环境保护方面说一套、做一套的原因是什么?一些环境保护者会存在十分激进的行为的原因是什么,而一部分人为何对同样的问题漠不关心?

有关以上所述问题的答案，很明显远远超过了环境科学中所涉及的知识体系，必须开展针对人类对环境施加作用的社会行为给予分析研究，深化对于行为本身的认知，以便寻找行为的动机。其实，这就是行为科学的任务。所以，行为科学属于环境管理中认知、调控人类对于环境行为施加作用的一个极其重要的理论基础。

总而言之，行为科学是分析研究人类行为的交叉性、综合性的一门学科。行为属于生物体的生存方式，通常受到其生理需求和环境条件的决定性作用。然而人类的行为，其实属于一种社会行为，属于世界上最错综复杂、最不易认识的一种现象。所以，吸引了不少学科开展分析研究，试图立足于该学科探讨人类行为有哪些秘密。

在社会科学和人文科学里，哲学试图阐述人类的行为与他们的世界观、人生观有着怎样的密切关系；法学则试图阐述社会道德和法律规范对于行为所发挥的引导和制约作用；历史学则是努力追溯历来人类行为过程，分析探究其内在具有哪些行为规律；文学艺术利用各种各样的形象手段分析概括出不同层面的人有哪些社会生活现状和行为方式；社会学分析研究社会发展有哪些规律、社会组织有哪些特征、社会环境同人的行为之间有着怎样的关系，进而为理解人类行为提供了有效的社会实践资料；而人类学则将人类的生物特征和文化特征有机结合在一起分析研究人类的行为，从而为行为科学提供了十分强大的时间和空间跨度；而经济学则强调经济行为，取得了不少与"经济人"相似的研究成果。

而在自然科学中，心理学则采取实证科学方法，分析研究人类的知觉、情感、意识、品格和气质等诸多主观因素与行为有着怎样的关系，成为行为科学极其重要的理论和实验基础条件；生物学探究生物与生物之间、生物和环境之间有着怎样的关系，涉及人类和人类的行为，成了行为科学的基础性内容；医学探讨人类各种各样疾病行为所发生机理是什么，寻求疾病诊断、预防、治疗及康复方法，增进人类的身体、心理健康。

以上所述探究对于行为科学理论的贡献来讲有着十分重要的作用。它们在各个学科领域针对一些特定人类行为给予精细入微的分析探究，给出了人类行为的多维度、多个层面的丰富内涵。基于以上分析研究的成果，行为科学家把自然科学和社会科学中不少有效的研究方法渐渐放在行为科学里，开展了全方位的人类行为研究。

二、行为科学的主要理论

截至今天，行为科学还没有形成规范统一的理论。不过通常认为，应当依据分析研究对象，把行为科学理论划分成两个方面，分别是个体行为和群体行为。

（一）个体行为理论

所谓个体行为则指个体针对当前情境和其他先行因素对于刺激所做出的反应，它成了全部人类行为的基础性行为。分析研究个体行为的理论有很多，主要为需求理论、双因素理论、公平理论、激励需求理论、X-Y 理论、成熟理论和挫折理论等。

其中，在需求理论中最为著名的要数马斯洛（A. H. Maslou）所提出的需求层次理论。马斯洛持有这样的观点，需求属于人类行为的原动力。所以，对于人类的各种各样的需求给予理论分析研究成为行为科学研究的出发点。我们能够从他的需求层次理论中看到，人的需求总共分为五大层次：第一个层次为生理的需求；第二层次为安全的需求；第三个层次为社交的需求；第四个层次为尊重的需求；第五个层次为自我实现的需求。如今，该理论已经在不少领域产生了十分重要的影响。

而双因素理论则由美国的赫茨伯格（F. Herzberg）在《工作的激励》这本书中提出，这一理论将对人员行为绩效造成影响的因素分为两类，分别是"保健因素"与"激励因素"。其中，"保健因素"指"得到后并没产生不满，如果得不到则产生不满"的因素；而"激励因素"则指"得到后感觉很满意，即使得不到也没有不满"的因素。这一理论着重强调人们对于工作或劳动有着怎样的态度。认为保健因素属于人们对于外在因素的要求，而激励因素则属于人们对于内在因素也就是工作本身的要求。

而公平理论则由美国学者亚当斯（Addams）提出，倾向于分析研究工资报酬福利等分配的合理性、公平性、公正性及对于人类所产生的积极影响。该理论具有的基本观点是：如果一个人做出了成绩而且获得了工资报酬之后，他不但关心自己所获得工资报酬的绝对额，同时更加关心自己所获取工资报酬的相对额。所以，他需要进行多项比较进行确定自己所获得的工资报酬是否合理、公平，所进行比较的结果将会对今后的工作积极性、主动性有着十分大的影响。

激励需求理论以美国麦克莱兰（D. C. Macleland）所提出的为代表，这一理论具有的基本观点是：无论哪个组织均代表了为了完成某一目标而集合起来的工作群体，群体之中各个层次的人有着不一样的需求，主管人员需要依据每个人的各不相同的需求来激励，特别是尽最大可能性增加人们的成就需求。

X-Y 理论由美国著名的行为科学家道格拉斯·麦格雷戈（D. M. Grelgor）所提出，它成为专门分析研究各个企业中人类的特性问题理论。其中，X 理论对于"经济人"假设进行了概括，而 Y 理论则对于"社会人""自我实现人"这些假设进行了概括，且归纳了马斯洛以及诸多相似观点之后提出的，成为行为科学理论中十分具有代表性的观点。

（二）群体行为理论

群体是由两个或者多于两个所组合而成的集合体。群体能够划分成两大类：第一类为正式群体；第二类为非正式群体。这两类群体的不同之处在于是否有着清晰的组织结构和目标。例如，10 名成员所组合而成的列车乘务组则属于一个正式群体，然而乘坐火车或者游轮的 10 名游客则属于一个非正式群体。究其原因是正式群体有着清晰的组织结构和目标，而非正式群体虽然有着共同的目标（诸如安全到达目的地等），不过却并没有清晰的组织结构。

所以，群体行为并非个体行为简单地加在一起。个体在群体之中的行为，特别是正式群体之中的个体行为，同他独处的时候并非完全一致，一个成熟的个体在其群体中的行为属于社会化的，也就是其形式始终追求和群体的规范相契合。当前，分析研究群体行为的理论有很多，主要有群体分类理论、群体竞争理论和群体冲突理论等。

其中，群体分类理论则为有关群体怎样构成及其性质的理论。这一理论所具有的基本观点是：群体既可以划分成正式群体和非正式群体，同样能够划分成命令型群体、任务型群体、利益型群体和友谊型群体等。

而群体竞争理论则指有关各个群体之间的竞争及对于群体影响的学说。这一理论具有的基本观点是：各个群体之间的竞争对于群体内部的团结有着十分大的作用，能够促使群体目标的完成，不过同样会加剧群体之间的斗争和偏见，对于整个组织（诸多群体组合而成的）目标的完成带来负面影响。群体的竞争能力，不仅受到群体内部的合作程度的决定性作用，而且受到群体之间斗争、偏见的重大影响。

而群体冲突理论则是有关群体内部和群体之间产生矛盾冲突的因素和解决方法的理论。这一理论具有的基本观点是，将矛盾冲突保持在恰当水平，有助于提升群体行为的效率。所以，如果矛盾冲突十分严重的时候，那么当务之急是尽最大可能使之减少；反之，则需要尽量使之增加。

三、行为科学理论在环境管理中的地位和作用

（一）从行为科学角度看人类社会的环境需求

在行为科学中，"需求"属于一个基础性的概念。无论是人类的个体、群体，抑或是人类社会整体，具有什么样的内在需求，便会在这类需求的驱动之下，在千变万化的外部环境中，采取不同的行为用来满足这种需求。所以，通过"需求"能够更好地理解人类行为，需求理论成了行为科学中一个十分基本的理论。

在环境管理过程中，我们有时候会面临一些非常根本的问题："我们为何要保护环境？保护环境究竟能够给人类带来哪些好处？"这些问题均反映出人类社会的环境需求。如果没有对人类社会的环境需求有一个真正了解，那么就无法调整和控制人类对于环境产生作用的行为，从而也就无法为环境管理提供夯实的理论基础。

（二）人类作用于环境的行为及特点

环境管理的分析研究对象为人类社会对自然环境产生作用的行为。如果从行为科学的角度进行分析，那么该行为具有以下两个特点：

其一是这种行为务必将某一特定的物质、能量及信息的流动作为物质基础，如果一个行为没有产生物质流动那么该行为就没有对环境发挥作用。所以，环境管理所分析研究的行为对象，不仅包含行为本身，而且包含同这些行为所对应的物质流。

其二是自然环境其实是一个有机整体，人类社会同样是一个有机整体，这对于人类社会对自然环境产生作用的行为与效果有着决定性作用，它不仅具备整体性而且具备系统性。例如，在全球环境层次上进行分析，人类对环境产生作用的行为有排放温室气体、砍伐树木、土地利用、排放臭氧消耗物质等，同这些行为所对应的物质流则为全球水分循环、全球碳循环、臭氧层浓度变化、废弃物全球转移等，这些均有着整体性和系统性的特征。

（三）行为科学在环境管理中的意义和作用

从理论方面进行分析，行为科学中不少成熟的概念能够应用在环境管理方面，比如：需求、人格、动机、激励、沟通、领导、组织、冲突等诸多理论。这些概念和理论的纳入和发展，将会推动关于人类环境行为特点、动机、需求等诸多方面的理论分析研究，为调整和控制这些行为提供与行为科学规律相符的措施，进而为环境管理学的发展提供新鲜的活力。

例如，在消费行为的管理上进行分析，之前环境管理着重强调环境意识、倡导消费绿色产品和服务、增强环境宣传教育等诸多方面。通常采取主观说教的方式进行。假如站在行为科学的角度，那么就需要针对消费者消费绿色行为给予系统和科学的分析研究，就需要将消费需求、消费动机的角度作为切入点，分析研究提倡绿色消费的激励机制、分析研究绿色消费与传统消费之间的矛盾和冲突及解决方法等诸多问题，而且基于此制定对应的法律、法规和措施。毋庸置疑，以行为科学理论为基础分析研究出的与消费行为有关的环境管理举措会更加科学，而且会更加有效。

在研究方法上来讲，行为科学能够提供相对规范和系统的行为分析研究方法，比如：行为观察、行为测验、行为测量、行为评估、案例研究等，进而将会有利于环境管理把自己的理论和分析研究成果建立在更加牢固的科学和逻辑的基础上。比如，能够使用行为科学的行为观察、行为评估及现场实验方法，分析研究在商店用布袋取代塑料袋的多种方案的有效性，同绿色消费行为的理论分析研究成果有机结合在一起就能够提出更加行之有效的方案。

　　在应用上来讲，行为科学的某些具体技术对于环境管理十分重要。无论是环境保护官员、CSR 经理，还是 NGO 的志愿者，在从事环境保护工作的时候均会发现，即使已经有了各种各样的学位、职称或者证书，但是在现实工作中，所学习到的和所运用的也许完全不同。你也许需要学会如何与各种职位、各种专业背景、各种工作经历，却同样对于环境问题十分关心的人打交道；如何让那些愤怒而冲动的环境受害人员慢慢冷静下来；如何让漠不关心的环境证人开口说话；如何说服一个试图使用暴力的环境人士不再意气用事；如何使用环境污染的事实说服自己的上级开始行动；如何引导那些精力充沛充满活力而又方法不对的环保年轻人；如何去安抚那些由于环境保护而受到伤害、疲惫、失望的心灵；如何意识到自己所做的工作具有意义；如何维持一个乐观、积极向上的心态。这些事情虽然需要丰富的经验和阅历，不过要想从根本上将以上事情做好，还需要很多与行为、心理、社会学相关的知识储备和应用。在解决以上具体事情方面，看似索然无味的行为科学知识将会发挥重大作用。

第四节　环境经济学理论

　　分析研究环境经济问题是为了平衡经济发展与环境保护的关系，确保经济健康、稳定、持久地增长。环境经济的分析研究能够为合理制订经济、社会发展战略规划和多项经济政策提供重要的依据。环境经济问题在本质上来讲是生态经济问题。它不仅受经济规律的制约，而且受自然规律的制约。

一、环境经济学的定义

　　环境经济学是应用经济学和环境的基本理论与方法，分析研究人类活动、经济发展与环境保护之间彼此制约、彼此依赖、彼此促进的既对立又统一的一门学科。简单来讲，环境经济学是应用经济学和环境科学的基本理论和方法分析研究解决环境问题的一门学科。如果从人类社会经济发展过程进行分析，那么环境经济学是分析研究经济发展过程中环境资源科学配置、合理开发利用、公正公平与可持续发展的一门科学。

　　环境经济学具有狭义和广义概念之分。其中，狭义的环境经济学被视作分析研究环境污染治理的经济问题，同样称作污染控制经济学；而广义的环境经济学不仅分析研究环境防治的经济问题，而且分析研究自然资源的合理开发利用，加上经济发展中生态失衡与恢复相关的经济问题，因此也称作自然资源与环境经济学。

　　在经济学体系之中，环境经济学属于一门最近几年兴起的经济学分支学科；而在环境科学体系之中，环境经济学则属于一门极其重要的软学科，属于环境科学的分支学科。

生态经济学是分析研究生态系统和经济系统所形成的复合系统的结构、功能及运动规律的一门学科，是生态学和经济学有机结合在一起所形成的一门分支学科；而经济学则是将资源经济问题作为分析研究对象，探究资源配置的基本规律，论述资源稀缺等诸多基本理论，分析研究资源分配的经济学原理和方法等诸多内容的学科。

二、环境经济学理论基础

（一）消费行为理论

所谓消费者行为则是指在某一特定的收入和价格之中，消费者为了获取最大满足感而对各种各样商品进行的选择活动。该理论也称作效用理论。它分析研究消费者怎样在各种各样商品和劳务之间分配他们的收入，以实现满足程度的最大化。分析研究消费者的行为，能够采取两种分析方法：其一是基于基数效用的边际效用分析；其二是基于序数效用论的无差异曲线分析。其中相对流行的则为无差异曲线分析。

因为消费者在一定时间之内所获得的收入是相对固定的，所以无法购买他需要的所有商品，而必须取舍有度。消费者均衡其实就是指消费者在收入和商品价格已成定局的条件下，购买商品所获得的最大的总效用的消费或者购买状态。换句话说，在收入和价格保持不变的条件下，消费者所获得的最大效用原则为：消费者每一元所购买的所有商品的边际效用均是一样的。这也称作边际效用均等规则。

在消费者收入不变的时候，多购买某种商品，相应地购买其他的商品就会少些。依据边际效用递减规律，如果购买较多的商品边际效用下降，那么相应地购买较少的商品边际效用就会相对上升。要想使所购买的商品是平衡的，那么消费者需要调整其所购买各种各样商品的数量，确保所有商品的边际效用和价格之间的比例均是相等的。

与消费者所消费不同数量的同样一种商品所得到的边际效用是不一样的，因此其对不同数量的同样一种商品所愿意支付的价格同样是不一样的。消费者为某一特定数量的某种商品同其实际所支付的价格之间也许出现差额，该差额其实就是消费者剩余。

（二）均衡价格理论

资源配置是凭借市场价格进行的，供应和需求之间的相互作用对市场价格起着决定性作用。微观经济学是与资源配置相关的一门科学，而供应和需求的决定理论成了着眼点。均衡价格理论主要分析研究供应与需求，以及供应与需求怎样对均衡价格起着决定性作用，均衡价格反过来又怎样对供应与需求产生影响，同时涉及对供应与需求产生影响的因素发生变化的时候所引发的需求量和供应量的变化（弹性理论）。均衡价格理论成了微观经济学的基础与主要理论。

1. 需求

所谓需求则是指消费者在一定时期之内，在每个价格水平上愿意并且有能力购买的商品量。而需求涉及两个变量：其一是某商品的销售价格，其二是与此价格相对应的人们不仅愿意购买而且具有能力购买的数量。虽然消费者在某一特定时期内所购买的某种商品数量与此商品的价格有关联，但是假如该商品的价格有了变动，那么消费者所购买该商品的数量也会相应地发生变化，也就是对这一商品的需求量产生了变化。

2. 供给

所谓供给则指厂商（生产者）一个特定时期之内，在每个价格水平上愿意并且有能力卖出的商品总量。供给同样需要具备两大基本条件：第一个条件是厂商有出售的愿望；第二个条件是厂商具备供给能力。

3. 均衡

所谓均衡则指经济系统之中每一种变量之间的平衡状态，也就是在一段时期之内并没有变化所发生的状态。均衡状态并非绝对静止。在微观经济理论中所谓单一商品市场均衡则指商品需求总量与供给总量相等，也就是市场处在倾销状态。在宏观经济理论中所谓商品市场均衡则指商品的总需求量与其总供给量是相等的。均衡是具有条件的，假如条件发生变化，那么也就意味着原有的均衡状态将不存在，在一种新的条件下将会达到新的平衡。通过均衡分析某一特定条件之下经济系统中的每个变量之间的彼此影响和彼此作用的关系，称作均衡分析。

市场的产品价格并非由需求单独决定的，同样并非由供给单独决定，而是通过需求和供给共同决定的。如果产品在价格较低水平的时候，需求量大于供给量，产品会出现供不应求的情况，那么价格就会上涨；反之，如果产品在价格较高水平的时候，供给量大于需求量，产品出现供过于求的情况，那么价格就会发生下跌。

所谓均衡价格则指需求量等同于供给量时候的价格。产品的需求与供给对于价格起着决定性作用，同时价格也会反过来自动影响和调整供给与需求，使市场趋于平衡。这种调整功能就是价格机制，或者称作市场机制。

（三）生产理论

所谓生产则是指对于每一种生产要素给予组合实现制成产品的行为。而在市场经济中，厂商进行生产经营管理活动需要从要素市场上购置生产要素（诸如机器、劳动力及原材料等），经过生产环节，生产出产品或者劳务。然后在产品市场上出售，提供消费者消费服务或者提供其他生产者再加工服务，从而赚取利润。因此，生产其实就是将投入转变成产出的一个过程。

所谓生产要素则指生产中所使用的每一种资源，也就是资本、劳务、土地与企业家能力等。生产同样是以上四种生产要素有机结合在一起的过程，而产品其实就是这四种生产要素共同发挥作用的结果。它包含两种形式：一种是有形的物质资本；另一种是无形的人力资本。其中，有形的物质资本则指在生产过程中所使用的场所、机器、设施、原料等诸多资本；而无形的人力资本则指在劳动者身上所具有的身体、文化、技术状况及其信誉、商标、专利等。而在生产理论中通常指的是有形的物质资本。所谓劳动则指劳动力所提供的服务，它可以分为两类：一种是体力劳动；另一种则是脑力劳动。所谓劳动力则指劳动者的能力，它是由劳动者提供的，而劳动者的数量和质量成为生产发展的两项重要因素。所谓土地则指生产环节所使用的以土地为主要代表的各种各样的自然资源，它是在自然界所存在的，诸如土地、自然状态的矿藏、水、森林等。而企业家能力则指企业家对于所有生产环节的组织与管理工作，包含四个方面：其一是组织能力；其二是管理能力；其三是经营能力；其四是创新能力。企业家依据市场预测，合理地配置以上所述的生产要素从事生产经营管理，为了追求利润最大化。经济学专家学者极其强调企业家能力，在他们看来，将土地、劳动及资本组织在一起，使其演出有声有色生产经营管理话剧的恰恰为企业家能力。

无论哪个组织均需要在某一特定的环境中从事活动，所有管理也需要在某一特定的环境中进行，该环境其实就是管理环境。而环境管理已经成为人类在很长时间的环境保护实践中总结出来的思想精华，它能够指导环境管理实践活动。具体来讲，环境管理的理论基础主要包含四部分，分别是可持续发展理论、管理学理论、行为科学理论、环境经济学理论。

第三章 城市环境污染物理因素与健康

物质都在不停地运动，如：机械运动、电磁运动、分子热运动等。在这些运动中，每时每刻都在进行物质能量的交换和转化，构成了我们生存的物理环境。物理环境是自然环境的重要组成部分，对身处其中的人群健康直接产生影响。

物理环境可分为自然物理环境和人工物理环境。自然物理环境是由自然的声、振动、电磁、放射性、光和热构成。地震、台风、雷电等自然现象会产生振动和噪声，火山爆发、太阳黑子活动会产生电磁干扰，一些矿物质含有放射性，大气对阳光的散射形成了自然光，太阳辐射、大气与地表间的热交换等构成了热环境等。这些自然的物理因素与人类的生产和生活息息相关。人工物理环境是由人在生产和生活中创造的各种物理因素构成的。各种交通工具、机械设备、娱乐设施等都是人工声环境制造者；各种电子设备、通信设施、电力设施等是人工电磁辐射的来源；伴随核工业的建立和发展，各种放射性物质广泛应用，形成了人工放射性源。随着人类社会经济发展，人工物理环境也越来越庞大、越来越复杂，造成的物理性污染也日趋严重。

自然生态环境达到平衡时，自然界中的能量交换和转化也是平衡的，人为因素干扰了生态平衡时，也影响了原先的物理环境平衡。在能量交换和转化过程中，物理因素的强度一旦超过人的耐受限度，就打破了原有的平衡，形成了物理性污染。常见的物理性污染有噪声、振动、电磁、光、热、放射性污染等。物理性污染属于能量流污染，它与化学性污染、生物性污染不同，物理性污染在环境中不会有残余物质存在，污染源消除后，污染也将消失。随着人类社会的不断发展，物理污染呈现增长的趋势，对人体和环境的影响也日益加重，所以必须对其进行控制和治理。

第一节 噪声污染与健康

声音是一种波动现象。随着波动，弹性媒质中的压力、应力、质元位移和速度都将发生周期性变化，这种变化称为机械振动，或称为声振动。声振动的传播过程称为声波，频率在 20~20 000 Hz 范围的声波能引起人的听觉感受，常把这个频率范围的声波称为声音。

如：我们敲击音叉，音叉的振动对其周围的空气产生了挤压，使其表面附近的空气密度产生了周期性的疏密变化，这种疏密变化将带动邻近的空气分子依次运动，于是音叉的振动通过空气层的疏密变化形成了声波。当声波传入人耳，带动鼓膜振动从而刺激听觉神经，人就产生了声音的感觉。频率低于 20 Hz 的声波称为次声，超过 20 000 Hz 的称为超声，次声和超声都是人耳听不到的声波。

人类的生活和工作环境中存在着各种各样的声音。这些声音中，有些是人们需要的，如：交谈的语音、欣赏的乐曲等；有些是人们不需要的、厌烦的，如：机器轰鸣、汽车喇叭声等，这些声音称为噪声。从物理学观点来说，振幅和频率杂乱断续或统计上无规则的声振动称为噪声。从环境保护的角度来说，凡是干扰人们休息、学习和工作的声音，即不需要的声音统称为噪声。在实际生活中，噪声和非噪声的判定是随着人们主观意识、行为状态和生理的差异而变化的。从心理学上来说，噪声与非噪声的划定没有绝对的界限。如：对于专心致志做某件事情的人来说，他人正在欣赏的乐曲对其则可能是令人分神的噪声。当噪声超过人们的生活和生产活动所能容许的程度，就形成噪声污染。

一、噪声分类

按噪声源的物理特性可分为机械噪声、气体动力噪声、电磁噪声。气体动力性噪声是由于发生压力突变引起气体扰动而产生的，如：各种风机、空气压缩机、喷气式飞机等。机械噪声是由于固体振动而产生的，在撞击、摩擦交变的结构应力作用下，机械的金属板、轴承、齿轮等发生振动，就产生机械性噪声，如：各种车床、电锯、球磨机、织布机、纺纱机等产生的噪声就属于此类。电磁噪声是由于磁场脉冲，磁场伸缩引起电气部件振动而发出的声音，如：变压器和发电机产生的噪声。

按噪声的频率特性和时间特性可分为高频噪声和低频噪声、宽频噪声和窄频噪声、稳态噪声和非稳态噪声、脉冲噪声等。

按环境噪声来源可分为交通噪声、工业噪声、建筑施工噪声、社会生活噪声等。

二、噪声量度

人对噪声吵闹的感觉，与噪声的强度和频率有关。物理学上通常用频率、波长、声速、声压、声功率级及声压级等概念和量值描述声的一般特性。由于正常人的听觉所能感觉的声压和声强变化范围很大，相差在百万倍以上，不便表达，因此采用了以常用对数作为相对比较的"级"的表述方法，分别规定了"声压级""声强级""声功率级"的基准值和测量计算公式。它们的通用单位为分贝（dB）。在这个基础上，为了反映人耳听觉特征，附加了频率计权网络，如：常用的 A 计权，记作 dB（A）。对于非稳态的噪声，目前一般采用在测量采样时间内的能量平均方法，作为环境噪声的主要评价量，简称等效声级，记作 L_{eq}。

三、噪声污染对人体健康的危害

（一）噪声对听力的影响

噪声对人体的影响是多方面的，首先是在听觉方面。这种损害主要是由于内耳的接收器官，即柯蒂氏器官损伤而产生的。靠近耳蜗顶端对应于低频感应，该区域感觉细胞必须达到很广泛的损伤，才能反映出听阈的改变；耳蜗底部对应于高频感应，这个区域的感觉细胞只要有很少损伤，就能产生听阈的改变，当该区域的感觉细胞损伤 15%～20% 时，听觉灵敏度就可能下降 40dB。因此，听觉疲劳往往从感受声音的高频部分开始，受低频部分的影响较小。

人如果在强噪声环境下暴露一定时间后，听觉敏感度就会下降，即听觉的阈值变大了，这种变化称为阈移。人如果离开强噪声环境到安静的环境里停留一段时间后，听觉可以恢复，听觉的这种变化称为暂时性阈移，或称听觉疲劳。听力的损害具有积累性，在强噪声作用下，听力减退得越多，恢复所需要的时间越长。如果长期暴露在强噪声环境中，强噪声持续作用于听觉器官，听觉疲劳得不到有效恢复，久而久之听觉器官将产生器质性病变，暂时性阈移将转变成永久性阈移，称为噪声性耳聋。目前还无法治愈噪声性耳聋，因此也有将噪声污染比喻为慢性毒药的说法。

听觉存在个体差异，不同的人其听觉适应能力也不同，听力检查也有一定的误差。因此，医学临床上取（15±5）dB 以内作为听力检查的波动范围。听觉变化在这个范围之内的视为基本正常，超出这一范围就视为听觉异常。如果听觉损失不超过一定的数值，只能称为听觉功能异常而不视为听觉异常。只有听觉损失超过一定的数值后，才可称为听觉损伤，这个数值称为听力损伤的临界值。

（二）噪声对生理的影响

噪声传入耳内，引起鼓膜的振动，经耳蜗神经传递到丘脑、下丘脑，然后到达大脑皮层。如果长时间受噪声刺激，就会超过生理的承受能力，对中枢神经造成损害，使得大脑皮层的兴奋和抑制平衡失调，出现病理性变化。强噪声使人产生头痛、头晕、耳鸣、多梦、失眠、心慌、记忆力衰退和全身乏力等症状，这些症状在医学上统称为神经衰弱症候群。

噪声还可引起交感神经紧张，从而导致心跳加快、心律不齐、血管痉挛、血压升高等。噪声强度越大，频带越宽，血管的收缩就越强。血管收缩造成心脏排血量减少，舒张压升高，对心脏形成不良影响。大量研究表明，心脏病的发展恶化与噪声有着密切联系。噪声使得人们紧张，造成肾上腺素分泌加快，从而引起心率加快、血压升高。有人认为，现代生活中噪声是引发心脏病的重要原因。

不仅如此，噪声还可引起人体的内分泌系统、消化系统，甚至视力方面的疾病。噪声刺激可能导致孕妇早产或流产、新生儿体重偏低。长期工作在噪声环境中的人群易患胃溃疡、视力下降等诸多病症。

（三）噪声对心理的影响

噪声对人们心理的影响也不容忽视，噪声容易引起烦恼、激动、易怒、注意力不集中等精神异常，严重时甚至可能引起理智丧失。如：在播放重金属音乐的酒吧里，人们的非理智行为和犯罪明显增多。

（四）影响睡眠、休息和工作

噪声影响人正常睡眠。当噪声级在 50dB 以上时，15% 的人正常睡眠受到影响。城市街道的交通噪声在 70dB 左右，邻近街道的居民睡眠质量普遍不佳。在靠近工厂、工地的居民区，噪声高达 70~110dB，严重干扰了居民睡眠。

噪声还影响人们的工作。长时间在噪声环境中工作使人感到疲劳、烦躁和注意力下降，影响工作效率。尤其是从事危险工作的人群，噪声影响更不容忽视。

第二节　放射性污染与健康

放射性是指一种不稳定的原子核（放射性物质）在发生核转变的过程中，自发地放出由粒子和光子组成的射线或者辐射出源于核里的过剩能量，本身则转变成为另一种核素，或者成为原来核素的较低能态。

放射性物质在没有任何外界条件作用下能够自发地从原子核内部放射出光子或粒子，形成某些具有很强穿透性的特殊射线的物质，如：^{235}U（铀）、^{232}Th（钍）和自然界中含量丰富的 ^{40}K（钾）等。放射性物质进入环境后，对环境和人体造成危害，就成为放射性污染物。

放射性核素产生核衰变具有一定的半衰期。所谓半衰期是指放射性原子数目因核衰变而减少到原来的一半时所需要的时间。在衰变过程中，放射性核素会持续放射出具有一定能量的射线。这些射线对周围介质会产生电离作用，这种电离作用是放射性污染的根源。

一、放射性核素衰变种类

放射性核素的核衰变是多种多样的，有 α 衰变、β 衰变和 γ 衰变等。

（一）α 粒子和 α 衰变

放射性核素的原子核放射 α 粒子变为另一种核素原子核的过程称为 α 衰变。形象地说，重核素不稳定的因素是由于原子核过于庞大，通过释放出质子和中子的方式可以使原子核变小，从而达到稳定。质子和中子并不是单个释放出来，而是以两个质子、两个中子结合在一起的方式释放。这种两个质子、两个中子结合在一起的粒子称为 α 粒子。

α 粒子流形成的射线称为 α 射线。α 射线穿透能力较小，在空气中容易被吸收。其外照射对人体伤害不大，但由于它电离能力强，进入人体后会因为内照射对人体造成较大的伤害。

（二）β 衰变

β 衰变的过程包括 β⁻ 衰变、β⁺ 衰变和电子俘获三种类型。

可以把 β⁻ 衰变看作是核素中子对质子的比率太高、中子数过多而不稳定，中子衰变成一个质子留在核素中使得中子对质子的比率下降，同时放出一个 β⁻ 粒子和反中微子的衰变过程。放射出来的 β⁻ 粒子被物质阻止后，就变成了自由电子。β⁻ 衰变过程中有三个生成物：子核、β⁻ 粒子和反中微子。

可以把 β⁺ 衰变看作是原子核内的一个质子转变成中子，同时放出一个 β⁺ 粒子和中微子的衰变过程。β⁺ 衰变发生后，子核与母核具有相同的核质量，仅原子序数减少 1。天然存在的放射性核素不存在 β⁺ 衰变，这种衰变的核素都是人工放射性核素。β⁺ 衰变过程中有三个生成物：子核、β⁺ 粒子和中微子。

可以把电子俘获看作是母核俘获了它的一个核外电子，使得原子核中的一个质子转变成中子，同时放出中微子的过程。

（三）γ 衰变和 γ 射线

各种类型的核衰变往往形成处于不稳定的激发态的子核，子核处于激发态的时间十分短暂，几乎立即跃迁到较低能态或基态并放出 γ 射线。此外，受快速粒子的轰击或吸收光子也可以使原子核处于激发态而不稳定，也可产生跃迁到较低能态或基态并放出 γ 射线的过程，这种过程称为 γ 跃迁，或称为 γ 衰变。在 γ 衰变过程中，核素将保持其原来的组成，即原子核的质量数和原子序数都不发生改变，只是过剩的能量释放出来导致原子核的能量状态发生了变化。

在 γ 跃迁过程中，从核衰变所得到的 γ 射线通常是伴随着 α 射线、β 射线或其他射线一起产生的，电子俘获的核衰变有的也伴有 γ 射线。γ 射线也是一种电磁辐射，它是从原子核内放射出来的，波长也比较短，一般为 $10^{-8} \sim 10^{-11}$cm，其性质与 X 射线十分相似。γ 射线穿透能力极强，对人体危害极大。

二、放射性污染来源

放射性污染来源主要有天然源和人工源。

（一）天然放射源

天然放射源主要包括宇宙射线、地表放射性物质、水体放射性物质、大气放射性物质、食物和人体。

1. 宇宙射线

宇宙射线是从宇宙中辐射到地球上的射线，主要由各种高能粒子流组成。它是人类长期受到的天然辐射源。宇宙射线能够引发地磁爆，使得高层大气密度增加，还会影响卫星、航行和通信的正常运作。

宇宙射线在地球大气层外的外层空间称为初级宇宙射线。初级宇宙射线主要由高能质子（约占 87%）、氦粒子（α 粒子，约占 10%）及少量的重粒子、电子、光子和中微子构成。初级宇宙射线具有极大的动能，其能量平均值为 1010eV，最高可达 1019eV，其穿透能力极强。

初级宇宙射线进入大气层后与空气中的原子核发生剧烈碰撞，致使原子核破碎。这种撞击核反应产生了中子、质子、π 介子、K 介子和一些放射性核素，这些粒子形成了次级宇宙射线。次级宇宙射线还能够继续与大气中的原子核进行核反应，形成更多的次级粒子。部分次级宇宙射线的穿透能力较大，可透入深水和地下。

2. 地表放射性物质

在地表的岩石、土壤、煤炭中也含有少量的原生天然放射性核素。它们主要分为中等质量天然放射性同位素（原子序数小于 83）和重天然放射性同位素两种。由于地质条件的原因，世界上有一些地区地表层含有较高的天然放射性物质，称为高本底区。

3. 水体放射性物质

水系中也含有一定量的放射性核素。水中天然放射性物质的浓度与水所接触的岩石、土壤及地面沉降的宇宙放射性核素有关。

4. 大气放射性物质

大气中的天然放射性核素主要来自地壳中铀系和钍系的气体子代产物散射，其他天然放射性核素含量很少。这些放射性气体子代产物很容易附着在空气溶胶颗粒上，形成放射性气溶胶。大气中天然放射性物质浓度与季节有关。一般冬季浓度较高，夏季最低。空气中含尘量大时其天然放射性物质浓度也会升高。在某些特殊地方，如山洞、地下矿穴等的空气中的放射性物质浓度也较高。此外，室内空气中放射性物质的浓度较室外高，这与建筑材料和通风情况有关。

5. 食物和人体中的放射性物质

由于岩石、土壤、大气和水体中都含有一定量的放射性核素，经过生态系统的物质、能量流动，它们不可避免地会转移到生物圈中。生物圈中的放射性物质通过食物链进行传递和交换。人类作为食物链的最高营养级，食物是主要的天然放射性核素来源。进入人体的微量放射性核素分布在全身各个器官和组织。

（二）人工放射源

人工放射源主要来自核试验、核工业、核动力及医疗等方面。

1. 核试验的沉降物

在大气层进行核试验时，核爆炸产生的高温蒸汽和气体形成放射性烟云，夹带着金属碎片、地面物上升。它们在上升过程中不断与空气混合，热量降低，气态物逐渐凝聚成颗粒或附着在其他尘粒上，随着大气运动，这些放射性颗粒不仅沉陷在核爆区附近，而且可能扩散到更广泛的地区，造成对地表、海洋、人和动植物的污染。有些细小的放射性微粒甚至可能上升到平流层并随大气环流流动，经过很长时间才回落到对流层，造成全球性的污染。

核试验产生危害较大的放射性污染物有^{90}Sr、^{137}Cs、^{131}I 和^{14}C。由于放射性核素都有半衰期，在这些放射性核素完全衰变之前，其放射性污染不会消失。核试验造成的全球放射性污染比其他原因造成的放射性污染要严重得多，是重要的人工放射性污染源。

2. 核工业和核动力

核动力是核工业的主体。核燃料的开采、生产、使用及回收等各个环节都会产生数量不同带有放射性的废水、废气、废渣，这些放射性污染物对环境造成了不同程度的影响。

核燃料的开采、冶炼、加工及精制过程中排放的放射性污染物主要是含有氡和其子体及含放射性粉尘的废气；含有铀、镭、氡等放射性物质的废水和冶炼过程中产生的含镭、钍等放射性物质的废渣及精制、加工中产生的含镭、铀的废液、烟雾和废气等。

核反应堆在运行过程中产生大量裂变产物，一般情况下裂变产物密封在特制的燃料元件盒内。正常运行条件下，反应堆排放的废水中主要是被中子活化后所生成的放射性物质，废气中主要是反应堆裂变产物及中子活化产物。

核燃料使用后运送到核燃料后处理厂进行处理，提取铀和钚再次循环使用。在核燃料的后处理过程中排出的废气中含有裂变产物，排放的放射强度较高的废水中含有半衰期长、放射性强的核素。因此，核燃料的后处理过程是整个核燃料循环过程中最重要的污染源。

对于整个核工业来说，其正常运转时一般不会对环境造成严重污染。严重的核污染一般都是由于事故造成的。

3. 其他人工放射性污染

在日常生活中，还有些医疗设备，如：某些分析、检测、控制设备使用了放射性物质。这些放射性源对职业操作人员会产生辐射危害。一些建筑材料如花岗岩等，含有超量的放射性核素，造成居住环境的放射性污染。此外，还有一些日常用品，如：夜光表、电视机等，也含有少量的放射性物质。

三、放射性污染对健康的危害

放射性核素是通过外照射与内照射两种途径危害人类健康的。外照射是由废物中含有的辐射直接对人体照射产生的生物效应。在大剂量的照射作用下，人体体内的造血器官、神经系统、消化系统均会遭受损伤而导致病变。内照射则是废物中含有以辐射为主的核素，它会通过各种途径进入人体的内部，按其不同的性质分别聚集于人体不同的器官，从而产生损伤作用。这种照射作用因具有积累性，比外照射的危害性更严重。它的危害程度有以下两个特点：首先，能广泛分布于人体各器官的放射性核素比易于聚集于单一器官的核素危害性小；其次，半衰期愈长的放射性核素的危害性愈大。

当我们从放射性污染物的角度来研究其对人体健康危害时，主要是研究各种放射线在其中所起的作用。一般来说，放射性物质会产生三种主要的射线，即 α 射线、β 射线和 γ 射线。这些射线的特点在前面已有介绍，它对人类机体主要有两种作用：一是能够穿透人类机体，从而对体内的组织和器官产生破坏作用；二是当它们通过人体时，会产生电离作用，从而使某些组织的细胞死亡，最终影响机体正常的新陈代谢作用。当人们在短时期内遭受较大量的放射线作用时，会产生恶心、呕吐、无力等症状。当放射性物质进入人体后，能在肺、卵巢、骨骼、皮肤等部位和组织引起恶性肿瘤和其他病症。强的放射线对人体的危害性很大，有的时候会在短时间内致人死亡，而存活下来的会终身残疾，其留下的后遗症会遗传给下一代。

（一）放射性辐射的生物效应

放射性辐射具有足够的能量，能够引起电离。细胞主要由水组成，在水中的电离将产生自由基 H^+ 和 OH^- 及强氧化剂 H_2O_2，这些反应产物会与细胞的重要有机分子相互作用，有可能破坏构成染色体的复杂分子，在分子水平变化的基础上，细胞发生变化。由于各种细胞对辐射的敏感性不同，在相同的辐射剂量条件下，不同的细胞有不同的损伤。细胞损伤是细胞代谢、功能和结构的不利变化，是生物机体损伤发生和发展的基础。

由于细胞受到损伤，机体的组织、器官和系统的功能将发生变化，机体调节功能受到干扰，甚至遭破坏，人可能会感到不舒服，甚至会因此出现一些由辐射引起的疾病症状。

机体吸收很少的辐射能量即可发生显著的生物效应。

（二）放射性损伤的特点

放射性辐射引起的生物损伤与普通损伤不同。放射性损伤具有潜伏性，可能需要经过一定时间才会显现出来。辐射引起的生物损伤按照时间顺序可分为潜伏期、显示期和恢复期三个阶段。

1. 潜伏期

从物体受到辐射，到首次检测出伤害之前，通常会有一段延迟时间，这段时间称为潜伏期。潜伏期的时间范围可能会很长。辐射引发的生物效应可分为急性和慢性两类。急性伤害效应可能在数分钟、数日或数周就表现出来，而慢性伤害效应则可能延迟数年、数十年或数代才表现出来。

2. 显示期

在显示期可以观察到一些不同的生物效应，最常见的现象是细胞停止进行有丝分裂。这种现象可能是暂时的，也可能是永久的，它与辐射剂量的多少有关；还可能产生的生物效应包括染色体破坏、染色质结团、形成巨大细胞或进行不正常的有丝分裂、细胞质颗粒化、染色体特征发生变化、原生质体黏度改变及细胞壁渗透性的变化等。人体急剧接受 1 Gy 以上的剂量会引起恶心和呕吐；2 Gy 的全身照射可致急性胃肠型放射病；当剂量大于 3 Gy 时，被照射个体的死亡概率变得很大；而 3~10 Gy 的剂量范围则称为感染死亡区。

急性照射的另一种效应是皮肤产生红斑或溃疡。因为皮肤最容易受到 β 射线和 γ 射线的照射，接收到较大的剂量。

3. 恢复期

经过辐射暴露后，生物效应会在一段时间内恢复到某种程度，这种现象在急性伤害中尤为明显。在受照射后的数日或数周内出现的损伤可以恢复。然而，有后效的损伤不能恢复，这也是延迟伤害发生的原因。无论是来自体外的辐射照射，还是来自体内的放射性核素的污染，辐射对人体的作用都会导致不同程度的生物损伤，并在以后作为临床症状表现出来。这些症状的性质和严重程度及它们出现的早晚取决于人体吸收的辐射剂量和剂量的分次给予情况。

（三）造成疾病

1. 急性放射病

急性放射病是指人体在短时间（一般是数日内）受到一次或多次大剂量辐射所引起的全身性疾病。根据病情的基本改变，分为骨髓型（造血型）、肠型和脑型三种。

2. 慢性放射病

慢性放射病是指人体在较长时间内受到超过最大容许剂量当量外照射而引起的全身性疾病。在长期小剂量辐射中，机体对射线有一定适应能力和自身修复的能力。在受照剂量很小的情况下，只要平时注意防护，严格遵守操作规程，所受影响不大，不致引起放射损伤。只有在受到较大剂量照射或累积剂量达到一定水平时，才能造成职业性放射损伤或放射病。

慢性放射病的临床表现如下：头昏、头痛、乏力、易激动、记忆力减退、睡眠障碍、心悸、气短、食欲减退、多汗等植物神经紊乱综合征。早期一般没有明显体征，常见的是一些神经反射变化和神经血管调节方面的变化。病情如果继续发展，常伴有出血倾向，前臂试验呈阳性，内分泌有变化，皮肤营养障碍，眼睛晶体出现浑浊，等等。少数较重患者可见早衰现象，外观和年龄极不相符。

3. 小剂量外照射对人体的影响

小剂量外照射一般指小于 1 Gy 的辐射。它包括两个方面：一是指一次照射较小的剂量；二是指长期受低剂量率的照射。

近期效应是在受照后 60 天以内出现的变化。早期临床症状常在受照射后当时或头几天内出现。根据国内外一些核事故受照人员临床资料分析，早期临床病症多数是在受照后当天出现，持续时间较短，大部分在照射后 1~2 天不加处理症状即自行消失。从症状的严重程度来看，剂量较小时，一般仅头晕、乏力、食欲减退、睡眠障碍、口渴、易出汗等；而剂量较大时，可出现恶心等。随着剂量的增加，症状的发生率也增加。早期临床症状的轻重与受照部位、照射面积的大小有着密切关系，同时也与个体的精神状态、体质强弱以及工作劳累程度有关。

远期效应是在受照后几个月、半年、几年或更长时间才出现的变化。远期效应可发生在急性损伤已恢复的人员，也可发生在长期受小剂量照射的人员。由于剂量低、作用时间长，因此机体对射线的作用有适应和修复能力。如果受较低剂量的照射，机体的修复能力占优势，在受照后相当长的时间内机体反应不明显；受较高剂量的慢性照射，累积剂量达到一定程度时，可出现慢性损伤。常见的小剂量慢性照射远期效应主要有血液和造血系统的变化、眼睛晶体浑浊、白血病与肿瘤及对生育力、遗传和寿命的影响。

第三节 电磁污染与健康

在我们生活的环境中充满了各种各样的电磁波。我们身边的各种电器设施、设备，大到输变电工程，小到一个移动电话，都在不同程度地向外界辐射电磁波。电磁污染是指天然的和人为的各种电磁波干扰及对人体有害的电磁辐射。在环境保护研究中，电磁污染主要是指当其强度达到一定程度、对人体机能产生不利影响的电磁辐射。电磁辐射污染已成为继空气、水源、噪声等污染之后的新型污染，电磁辐射污染是肉眼看不见的电磁波污染，常被称为"电子烟雾"。

广义来说，一切对人类和环境造成影响的电磁辐射都可看作电磁污染。电磁波谱的范围很大，从长波、中波、短波、超短波等无线电波，到以热辐射为主的远红外及红外线，再到可见光、紫外光，直至 X 射线、γ 射线等放射性辐射，都属于电磁波范围。电磁辐射污染通常是指人类使用产生电磁辐射的器具而泄漏的电磁能量流传播到环境中，其量超出本底值，其性质、频率、强度和辐射时间综合影响到一些人，使其感到不适，并对人体健康和周围环境产生影响。电磁辐射污染已经成为当今危害人类健康的重要污染类型之一。

一、电磁污染源

电磁辐射污染按其来源，主要可分为天然电磁辐射污染和人为电磁辐射污染。天然电磁辐射污染是由于某些自然现象造成的。像自然界中的雷电、火花放电、太阳黑子活动、宇宙中的恒星爆发、地球和大气层的电磁场、火山爆发、地层扰动等都会产生电磁干扰。天然电磁辐射污染严重时对通信、导航和精密仪器设备都会造成明显的影响。

人为电磁辐射污染来自各种人工制造的电子设备，放电、工频电磁场和射频电磁辐射造成的电磁污染。目前，随着大量无线技术的推广和使用，射频电磁辐射成为环境电磁污染的主要因素。除按来源分类以外，还可按照频率的不同，将电磁辐射污染源分为工频场源和射频场源；按照电磁波的连续或间断，将电磁辐射污染源分为连续波源和脉冲波源等。

二、电磁辐射的危害机理

电磁辐射按是否产生电离作用可分为电离辐射与非电离辐射两类。电离辐射多为放射性辐射。一般认为，电磁辐射对生物体的作用机制大体可分为热效应、非热效应及累积效应。

非电离辐射危害主要是指工频场与射频场的危害。工频场的电磁场强度达到足够高时，能对人体发生作用。机体处在电磁辐射下，能吸收一定的辐射能量而发生生物学作用，这种作用主要表现为热作用。人体组织中含有的电介质可分为两类：在一类电介质中，分子在外电场不存在时，其正、负电荷的中心是重合的，称为非极性分子；在另一类电介质中，即使没有外电场的作用，分子正、负电荷的中心也不重合，则称为极性分子。如果分别把极性分子电介质与非极性分子电介质置于电磁场之中，在电磁场作用下，非极性分子的正、负电荷分别向相反的方向运动，致使分子发生极化作用成为偶极子（被极化的分子）。因偶极子的取向作用使极性分子发生重新排列。电磁场方向变化极快，致使偶极子发生迅速的取向运动。在这个过程中，偶极子与周围分子发生剧烈碰撞而产生大量的热。此外，人体内电解质溶液中的离子因受场力作用会产生位置变化，当电磁场频率很高时，会在其平衡位置附近振动，使电解质发热。同时，人体内的某些成分为导体，如体液等，在不同程度上具有闭合回路的性质，在电磁场作用下，也可产生局部的感应涡流而生热。由于体内各组织的导电性能不同，电磁场对机体各个组织的热作用也不尽相同。

电磁场对人体的作用程度是与场强度成正比的。电磁场强度越大，分子运动过程中将场能转化为热能的量值也越大，身体热作用就越明显与剧烈。当电磁场的辐射强度在一定量值范围内，可使人的身体产生温热作用，有益于人体健康；当电磁场的强度超过一定限度时，将使人体体温或局部组织温度急剧升高，破坏热平衡而有害于人体健康。每个人的身体条件、个体适应性与敏感程度及性别、年龄或工龄不同，电磁场对机体的影响也不相同。因此，衡量电磁场对机体的不良影响是一个综合分析的过程。

电磁辐射对人体的作用特征主要有如下两种：

（一）人体对电磁波的吸收作用

电磁波在不同介质中进行传播时，因介质的性质各不相同，在界面上必然发生电磁波反射、折射、绕射等现象。同时，在介质内还会发生电磁波能量被吸收甚至被极化等现象。人体也是电解质的一种，且人体由多层具有复杂形状的电解质所组成。

依据电磁波特性与人体组织含水量的关系，人体对电磁波的吸收大致可划分为下述两种情况：

①含水量达 70% 以上的组织，如：皮肤组织、肌肉、肝脏、肾脏、心脏等，频率在 100~1000 MHz 时，其介电常数为 $50~70\varepsilon$，电阻率为 $100\ \Omega \cdot cm$。含水量高的物质，其吸收电磁波能量多。

②含水量在 70% 以下的组织，如：脂肪、骨骼、骨髓等，其介电常数为 $4~8\varepsilon$，电阻率达 $600~3500\ \Omega \cdot cm$。这类组织对电磁辐射吸收少，且呈反射、折射现象。

依据电磁场频率不同，人体吸收电磁波能量的情况也不一样，大致分为以下四种情况：

①150 MHz 以下频段。在该频段，电磁波在体内传播时衰减比较慢，人体组织的任何一部分对电磁波能量的吸收系数均较小，多数呈现直接透过，这一特征称为人体对电磁波的透过性。

②150~1200 MHz 频段。在这个频段，人体对电磁波的吸收系数较大，透入深度在 2cm 以上，体表吸收少。大部分电磁波能在人体内部被吸收，并被转化为热能。在人体吸收的电磁波能量转化为热量的值接近人体新陈代谢散热值的情况下，人体开始感到热负荷的作用；当吸收的电磁波能量转化为热量的值超过散热值时，会破坏人体的热平衡，体温上升很快，可造成某些病变。这种热作用发生在体内组织中，一般不易被觉察，所以该频段被认为是危险频段。

③1200~3300 MHz 频段。在这个频段，人体对电磁波的吸收系数也比较大，并且表面与深层均有吸收。含水量多的组织吸收多，含水量少的组织吸收少。人的骨骼对电磁波呈现反射作用，因此，骨骼附近的组织吸收电磁波能量更多。在 3 000 MHz 频段，对眼睛的伤害最大，所以该频段被认为是次危险频段。

④3300 MHz 以上频段。这个频段的电磁波能量大部分被体表所吸收，主要危及皮肤与眼睛。

（二）人体对电磁波的反射与折射作用

当电磁波从含水量低的组织（如：脂肪、骨髓等）向含水量高的组织（如：肌肉等）传播时，在分界面上将发生反射现象。当反射波的相位与入射波的相位相差 180° 时，在含水量低的组织上（如：脂肪）将出现驻波；反之，当电磁波从含水量高的组织向含水量低的组织传播时，在其分界面上也发生反射、折射现象，这些反射与折射作用的结果，可使电磁能量转化为热量的作用加剧，并且造成局部组织热负荷过大。骨骼对电磁波也可发生反射作用。

三、电磁污染对健康的危害

电磁辐射是隐形的，肉眼看不到，所以不容易引起人们的注意，但是长时间接触，会造成一些慢性伤害。电磁辐射危害的一般规律是随着波长的缩短，对人体的作用增大，微波危害最为突出。研究发现，电磁场的生物学活性随频率加大而递增，危害程度也与频率成正比关系。不同频段的电磁辐射在大强度与长时间作用下，对人体的不良影响主要包括如下两个方面：

（一）中、短波频段（高频电磁场）

长时间暴露在高强度的高频电磁场下，作业人员及高场强作用范围内的其他人员会产生不适反应。高频辐射对机体的主要作用是引起神经衰弱症候群和心血管系统的植物神经功能失调。症状主要表现为头痛、头晕、周身不适、疲倦无力、失眠多梦、记忆力减退、口干舌燥。部分人员会发生嗜睡、发热、多汗、麻木、胸闷、心悸等症状。女性有月经周期紊乱现象发生。体检发现，少部分人员血压下降或升高、皮肤感觉迟钝、心动过缓或过速、心电图窦性心律不齐等，少数人员有脱发现象。

（二）超短波与微波

由于超短波与微波的频率很高，特别是微波频率更高，均在 3×10^8 Hz 以上。在这样高频率的电磁波辐射作用下，人体可将部分电磁能反射、部分电磁能吸收。微波辐射的功率、频率、波形及环境的温湿度、被照部位不同，对伤害的深度和程度有一定的影响。

微波辐射对人体的影响，除了引起比较严重的神经衰弱症状外，最突出的是造成植物神经机能紊乱，主要反映在心血管系统。如：心动过缓、血压下降或心动过速、血压升高等。此外，微波还可能引起生殖系统和眼睛的损伤，微波对生殖系统和眼睛的伤害多为生物效应实验的结果，在实际当中这两方面的病例较少，尚不构成普适性。

微波辐射对人体的作用还有非热效应的存在。人体暴露在强度不大的微波辐射时，体温没有明显的升高，但往往出现一些生理反应。长时间的微波辐射可破坏脑细胞，使大脑皮质细胞活动能力减弱，已形成的条件反射受到抑制，反复经受微波辐射可能引起神经系统机能紊乱。某些长时间在微波辐射强度较高的环境下工作的人员曾出现过疲劳、头痛、嗜睡、记忆力减退、工作效率低、食欲不振、眼内疼痛、手发抖、心电图和脑电图变化、甲状腺活动性增强、血清蛋白增加、脱发、嗅觉迟钝、性功能衰退等症状。但是这些症状一般都不会很严重，经过一段时间的休息后就能复原。

微波辐射对生物体的危害具有累积效应。一般一次低功率辐射之后会受到某些不明显的伤害，经过 4 天之后可以恢复。如果在恢复之前受到第二次辐射，伤害就将积累，这样多次之后就形成明显的伤害。而长期从事微波工作，并受到低功率照射时间较长，要在停止微波工作后 4~6 周才能恢复。

第四节 其他物理污染

除了上面介绍的噪声污染、放射性污染、电磁污染，物理性污染还包括光污染、热污染和振动污染等。随着人类社会的不断发展，物理污染呈现增长的趋势，对人体和环境的影响也日益加重，必须对其有足够的认识，并进行控制和治理。

一、光污染

眼睛是人体最重要的感觉器官。人靠眼睛获得 75% 以上的外界信息。人必须在适宜的光环境下工作、学习和生活。随着城市规模的不断扩大和城市的日益繁华，我国不少大中城市的光污染也在与日俱增。繁华都市的花花绿绿、五光十色，虽说是增添了现代城市的美丽和气派，给人们带来了欢乐和美的享受，但也给人们带来烦恼和忧虑。因为过强、过滥、变化无常的光也会损害人的视觉功能和身体健康。

早在 20 世纪初期，天文学家发现，室外照明光对天文观测的负面影响越来越严重，渐渐提出"光污染"概念。目前，国内外对光污染并没有一个明确的定义。一般认为，光污染泛指过量的光辐射对人类的生活、工作、休息和娱乐带来的不利影响，进而损害人们的观察能力，并引起人体不舒适感的现象。据调查研究显示，光污染令 1/5 的人看不见银河，在远离城市的夜空，可以看到几千颗星星，而在大城市却只能看见几颗。

光污染主要来源于人类生存环境中日光、灯光及各种反射、折射光源造成的各种过量和不协调的光辐射。光污染一般可分为三类，即白亮污染、人工白昼污染和彩光污染。

（一）白亮污染

阳光照射强烈时，城市里建筑物的玻璃幕墙、釉面砖墙、磨光大理石和各种涂料等装饰反射光线，明晃白亮、炫眼夺目。研究发现，长时间在白色光亮污染环境下工作和生活的人，视网膜和虹膜都会受到不同程度的损害，视力急剧下降，白内障的发病率高达 45%。炫目的白光还使人头昏心烦，甚至发生失眠、食欲下降、情绪低落、身体乏力等类似神经衰弱的症状。夏天，玻璃幕墙强烈的反射光进入附近居民楼房内，提高了室内温度，影响人们正常的生活。有些玻璃幕墙是半圆形的，反射光汇聚还容易引起火灾。

（二）人工白昼污染

各种商场、酒店上的广告灯、霓虹灯在夜晚闪烁夺目，令人眼花缭乱，使得夜晚亮度过高，形成所谓的人工白昼。在这样的光环境里，夜晚难以入睡，扰乱人体正常的生物钟，导致白天工作效率低下。人工白昼还会伤害鸟类和昆虫，破坏昆虫在夜间的正常繁殖过程。

（三）彩光污染

各种舞厅、娱乐场所安装的黑光灯、旋转灯、荧光灯及闪烁的彩色光源构成了彩光污染。据测定，黑光灯所产生的紫外线强度大大高于太阳光中的紫外线，且对人体有害影响持续时间长。人如果长期接受这种照射，可诱发流鼻血、脱牙、白内障，甚至导致白血病和其他癌变。彩色光源让人眼花缭乱，不仅对眼睛不利，而且干扰大脑中枢神经，使人感到头晕目眩，出现恶心呕吐、失眠等症状。彩光污染不仅有损人的生理功能，还会影响人的心理健康。

光污染的危害主要有以下表现：人体在光污染中首先受害的是直接接触光源的眼睛和皮肤。不同于水污染、大气污染、噪声污染，光污染经常被忽视，然而它严重损害着人们的眼睛，造成各种眼部疾病。引发青少年近视率迅速攀升的原因之一就是光污染。室内光污染，尤其是夜间过度使用灯光，会导致人体生理节律如血液循环系统节律、睡眠节律、内分泌系统节律等紊乱，并且使人心情烦躁、感情失控，提高女性乳腺癌产生的概率，从而引发很多健康问题。

二、热污染

随着科技和工农业生产的迅速发展，人们在利用能源的同时，也向自然界排放了大量二氧化碳、水蒸气、热水等物质。近 100 年来，整个地球的年平均气温升高了 0.7～1.0℃，而大城市的平均温度升高了 2～3℃。热污染问题已经成为一个日益严重的环境问题。

所谓热污染就是指日益现代化的工农业生产和人类生活中所排放的各种废热危害环境而产生的污染。热污染可以污染大气和水体，如：工厂的循环冷却水和工业废水中都含有大量的废热。而废热排入水体后，会造成水温骤升，并导致水中溶解氧锐减，造成一些水生生物在热效力作用下发育受阻或死亡，从而影响环境和生态平衡。在物理学中，热能的衡量标准是温度，因此在环境中，热能超标的直接表现就是环境温度的上升。热污染主要包括大气热污染和水体热污染。

近 100 年来全球气候变化的主要影响因素按重要程度排序如下：CO_2 浓度增大、城市化、海温变化、森林破坏、气溶胶、沙漠化、太阳活动、臭氧、火山爆发、人为加热。概括来讲，热污染的原因包括异常的气候变化带来的多余热量和各种有害的"人为热"，后者是主要原因。

工业的迅速发展带来各种燃料（煤、石油、天然气等）的消耗剧增，产生大量的废热气和废热渣，热被释放到大气中，造成热污染。工业生产（如：电力、冶金、石油、化工、造纸、机械等）过程中的动力、化学反应、高温熔化等及居民生活（如：汽车、空调、电视、电风扇、微波炉、照明、液化气、蜂窝煤等）向环境排放了大量的废热水、废热气和废热渣，散失了大量热量。在各个行业中，电力工业是排放温热水最多的行业。

此外，由于大量砍伐森林，草场过度放牧，使荒漠化、沙漠化状况日趋严重，加速了地球大气平均温度的增高。在城市地区，企事业单位、饭店、汽车、电气化设施及居民住宅区等无时无刻不在排放着热量，在城市内形成了明显的"热岛效应"。热岛中心区域近地面气温高，大气上升，与其周围区域形成气压差异，周围近地面大气区域向中心区辐合，从而形成一个以城区为中心的低压旋涡，结果就使工业生产、日常生活、交通工具运转等产生的大量大气污染物（如：硫氧化物、氮氧化物、碳氧化物、碳氢化合物等）聚集在热岛中心，危害人们的身体健康。

热污染不仅破坏地球上的热平衡，使局部或全球环境增温，还对人类及其生态环境产生直接或间接危害。热污染全面降低了人体机理的正常免疫功能，与此同时，致病病毒或细菌对抗生素的耐药性却越来越强，从而加剧了各种新、老传染病的流行。热污染使温度上升，为各种病原体微生物等提供了最佳的滋生繁衍条件和传播机制，形成一种新的"互感连锁效应"，导致以疟疾、登革热、血吸虫病、恙虫病、流行性脑膜炎等病毒病原体疾病的扩大流行和反复流行。传染病呈急剧增长的趋势。

热污染使大气热量增加，地面反射太阳热能的反射率增高，吸收太阳辐射热减少，这就使得地面上升的气流相对减弱，阻碍云、雨的形成，进而影响正常的气候，造成局部地区炎热、干旱、少雨，甚至造成更严重的自然灾害。此外，热污染还会使臭氧层遭到破坏，使太阳光和其他放射线长驱直入，直接到达地面，导致人类皮肤癌等疾病的发生。

此外，城市的热岛效应会造成气候的异常变化，能源消耗增大，从而给居民的生活和健康带来很大的影响。污染物聚集在热岛区域，直接刺激人们的呼吸道黏膜，轻者引起咳嗽流涕，重者会诱发呼吸系统疾病；还会刺激皮肤，导致皮炎，甚至引起皮肤癌。人们长期生活在"热岛"中心，会表现为情绪烦躁不安、忧郁压抑、精神萎靡、胃肠疾病多发等，这就提醒我们热污染危害的严重性。

三、振动污染

当物体在其平衡位置围绕平均值或基准值做从大到小，又从小到大的周期性往复运动时，就可以说物体在振动。当振动引起人体伤害或建筑物、机械设备损坏时，就形成了振动污染。日常生产和生活中接触到的振动源有电锯、电钻等电动工具，水泵、机床等机械、交通运输工具等。在振源的振动过程中，能量被消耗，转化成热能、声音、动能等。物理上的声波就是由于振动产生的，可以说物理上的各种"波"是因为振动才产生的。并不是所有的振动都是不好的，例如，电场、磁场振动产生的电磁效应，就是现代电工的基础；弹跳运动对骨骼、肌肉、肺及血液循环系统都是一种良好的锻炼。这其中有一个度的问题。

人接触过量的机械振动，会产生不舒适、疲劳，甚至导致人体损伤。例如，现在市场上常见的振动减肥机，并不是所有的人都可以使用，而且使用的时间有要求，过度使用会导致肌肉受损。振动形成的波产生了各种各样的噪声，不合时宜的振动以噪声的形式影响或污染环境，尤其是飞机、铁路、地铁、公路附近，经常会感觉到刺耳的声浪。所以说，振动是环境污染的一个重要方面。

对振动的强度进行定量，同时研究不同程度的振动对人的影响，可以发现振动对人的影响大致有如下四种情况：

1. 人体刚能感受到振动的信息，这就是通常所说的"感觉阈"。人们对刚超过感觉阈的振动，一般并不觉得不舒适，即多数人对这种振动是可容忍的。

2. 振动的振幅加大到一定程度，人就感觉到不舒适，或者做出"讨厌"的反应，这就是"不舒适阈"。"不舒适"是一种心理反应，是大脑对振动信息的一种判断，并没有产生生理影响。

3. 振动振幅进一步增加，达到某种程度，人对振动的感觉就从"不舒适"进到"疲劳阈"。对超过疲劳阈的振动，不仅有心理的反应，而且也出现生理的反应。这就是说，振动的感受器官和神经系统的功能在振动的刺激下受到影响，并通过神经系统对人体的其他功能产生影响，如：注意力的转移、工作效率的降低等。对刚超过"疲劳阈"的振动来讲，振动停止以后，这些生理影响可以恢复。

4. 振动的强度继续增加，就进到"危险阈"（或"极限阈"）。超过危险阈时，振动对人不仅有心理、生理的影响，还产生病理性的损伤。这就是说，这样强的振动将使感受器官和神经系统产生永久性病变，即使振动停止也不能复原。

研究表明，长期接触振动会引起脑电图改变、条件反射潜伏期改变、交感神经功能亢进、血压不稳、心律不稳等；还会引起皮肤感觉功能降低，如触觉、温热觉、痛觉等出现迟钝。长期使用振动工具可产生局部振动病，是一种以末梢循环障碍为主的疾病，也可累及肢体神经及运动功能。发病部位一般多在上肢末端，典型表现为发作性手指变白（简称白指）。

影响振动作用的因素是振动频率、加速度和振幅。人体只对 $1 \sim 1000\,Hz$ 振动产生振动感觉，频率在发病过程中有重要作用。$30 \sim 300\,Hz$ 主要是引起末梢血管痉挛，发生白指。

频率相同时，加速度越大，其危害也越大。振幅大、频率低的振动主要作用于前庭器官，并可使内脏产生移位。频率一定时，振幅越大，对机体影响越大。寒冷是振动病发病的重要外部条件之一，寒冷可导致血流量减少，使血液循环发生改变，导致局部供血不足，促进振动病发生。接触振动时间越长，振动病发病率越高。人对振动的敏感程度与身体所处位置有关。人体立位时对垂直振动敏感，卧位时对水平振动敏感。有的作业要采取强制体位，甚至胸腹部或下肢紧贴振动物体，振动的危害就更大。加工部件越大时，工人所受危害也越大，冲击力大的振动易使骨、关节发生病变。

第四章　城市饮用水的卫生管理

民以食为天，食以水为先，水以净为本。中国传统的中医和古代的养生学家都十分重视饮用水对健康的作用，强调饮用水安全的重要性。

世界卫生组织指出，人类80%的疾病是由于饮用了被污染的水。随着我国经济快速发展，水污染问题日益凸显，我国每年有几百万人因饮用不健康水导致疾病而死。饮用水污染问题已成为威胁人民身体健康的重大公共卫生问题。

第一节　饮用水的卫生学意义

一、水是人类生存和经济发展的基础

水为地球上的一切生物所必需，是生命之源。水的存在维持了生态系统的平衡，保证了人类获得所需的食物，在社会发展和科技进步的进程中，人们择水而居，逐步形成村庄、乡镇、城市，并得以生存发展。

人类生活中除了饮用水外，在保障个人卫生、改善环境卫生、绿化和改良环境气候等方面都需要水，工农业生产需水量更大，水成为基础性的自然资源和战略性的经济资源。

生活饮用水的需要量因地区气候、卫生设施状况和科学水平等的不同存在较大差异，饮用水的水质、用量、水资源的科学合理利用和保护，是衡量一个国家经济发展水平、生活质量高低、卫生优劣的重要指标。

二、水是人体构造的主要成分

水是人体中含量最多的成分。体内含水量与年龄和性别有关。成年男子含水量约为体重的60%，女子为50%~55%；年龄越小，含水量越多，比重越高。胚胎含水量可达体重的98%；新生儿可达80%左右；10~16岁以后，渐达成人水平；40岁以后随肌肉组织含量的减少，水含量也逐渐下降，一般60岁以上男子为体重的51.5%，女子为45.5%。人体内的水，分为细胞内液和细胞外液，两者被细胞膜隔开，细胞内水含量约为机体总水量

的 2/3，细胞外水含量约为机体总水量的 1/3。水在人体内有两种存在形式：一部分与体内的蛋白质、氨基酸、基因（脱氧核糖核酸）等有机物相结合，参与这些生命物质的生化活动和生理活动，称为结合水；另一部分以游离的形式存在，自由流动，称为自由水。自由水是良好的溶剂，许多物质都能溶解在自由水中。随着体内代谢活动的进行，结合水与自由水可相互转变。

三、水在人体内的生理功能

（一）参与食物的消化和吸收

水作为营养物质的载体，摄入体内的各种营养物质都必须通过水运送到身体各部分进行代谢，发挥作用。人体消化系统每日分泌许多液体，水在消化系统中循环，从小肠以上部位分泌出来，再经过大肠吸收回去，使食物得以消化吸收。

（二）参与体内物质代谢及代谢产物的排泄

体内的一切生化反应都是在液体中进行的，没有足够量的水，代谢将发生紊乱或停止，肾脏是人体代谢产物的主要排泄器官，体内的代谢产物经血液带入肾脏，经肾小球而滤入肾小管内，肾小管再将大量水分和非代谢产物回收到血液中，代谢产物与少量水分以尿排出体外。

（三）调节体温

水是导热体，在借助于血液循环为体内输送营养和排泄代谢产物的同时，还可调节和保持身体表里的温度，尤其在高温环境或体内产热过量时，借助于皮肤出汗而降低体温。

（四）润滑组织和关节、滋润皮肤

水在体内时润滑组织，滋润皮肤，保持关节、肌鞘、器官的润滑及柔和；保持皮肤不干燥，排毒、养颜。

四、改善和提高生活质量

优质充足的生活饮用水，既能防病，又能提高人们的生活质量。优质的生活饮用水水量充足，取用方便，有利于个人卫生习惯的形成，如：坚持经常洗手，对肠道传染病和肠寄生虫病的控制有十分重要的作用；经常淋浴和洗衣服可预防皮肤病和体外寄生虫为媒介传播的疾病（如：虱子传播的回归热和斑疹伤寒）。良好的生活用水供应对预防沙眼和结膜炎也有明显的作用。人们在享受优质饮水的同时，充足的供水用于沐浴、洗衣、清洗炊具、环境清扫，可提高个人卫生和生活质量。

第二节　饮用水与健康

一、饮用水污染与疾病

（一）介水传染病

1. 概念

介水传染病又称水性传染病，指通过饮用或接触受病原体污染的水，或食用被水污染的食物而传播的疾病。

2. 流行原因

疾病传播途径包括直接皮肤接触、摄入、呼吸道吸入或间接接触等。如果没有接触，即使环境中存在病原体也不会对人体造成危害。因此，介水疾病的流行必须具备以下条件：①水体（或水源）周围空间及上游区域具有疾病传染源；②经过处理之后的水（包括污水处理出水、再生水、饮用水等）或食品中仍然存在活的病原体；③人体必须直接或间接接触，或摄入；④接触时段的病原体浓度足以引起人体感染。

3. 介水传染病的流行特点

①水源一次严重污染后，可出现暴发流行，绝大多数病例发病日期集中在最短和最长潜伏期之间，若水源经常受污染，则发病者可终年不断；②病例的分布与供水范围一致，绝大多数患者都有饮用同一水源的历史；③一旦对污染源采取治理措施，并加强饮用水的净化和消毒后，流行能迅速得到控制。

4. 引起介水传染病的病原体

主要有三大类：细菌类，如：伤寒杆菌、副伤寒杆菌、霍乱弧菌和痢疾杆菌等；病毒类，如：甲型肝炎病毒、脊髓灰质炎病毒和腺病毒等；原虫类，如：贾第虫和溶组织阿米巴原虫等。当这些病菌污染水源以后，致病的影响程度变化很大，有的可能只是轻微的肠道疾病，有的可能出现致命的痢疾、伤寒、霍乱和肝炎等。

（二）化学性污染中毒

1. 生物地球化学特征引起的水性地方病

由于某一区域自然界的水和土壤中某种化学元素过多或过少，使当地动物和人群中发生特有的疾病，称为生物地球化学性疾病（又称"地方病"）。这些化学元素在人体内的含量虽然很少，却是人体中激素、酶和维生素的组成成分或是人体组织和器官不可缺少的成分。因此，过多或过少，均可引起疾病。

我国常见的与饮用水有关的生物地球化学性疾病有地方性氟中毒、地方性砷中毒和地方性甲状腺肿。

（1）地方性氟中毒

地方性氟中毒是人体从水、食物、空气中摄入过量的氟而引起的一种慢性全身性疾病，主要表现为氟斑牙和氟骨症。氟斑牙主要表现为门牙出现釉斑，牙齿表面粗糙无光泽，严重时牙面磨损、碎裂并脱落。氟骨症主要表现为四肢、脊柱关节持续疼痛，关节僵硬，骨骼变形，甚至瘫痪。

虽然摄入人体的氟来源较多，但水中氟化物由于具有易溶性，吸收率可达90%以上，因此其是体内氟化物的主要来源。

（2）地方性砷中毒

地方性砷中毒是由于饮用含砷量高的水而引起的一种地方病。主要表现为末梢神经炎、皮肤色素沉着、手掌和脚掌皮肤高度角化，严重者可致皮肤癌。由于砷进入机体后引起四肢（尤其是下肢）血管神经紊乱，使肢体血管痉挛，最后完全阻塞，导致皮肤变黑坏死，因此该病又称黑脚病。

（3）地方性甲状腺肿

地方性甲状腺肿的主要发病原因是水和土壤中缺乏碘。该病的主要临床特征是甲状腺肿大，严重流行地区儿童可发生地方性克汀病，病人痴呆、矮小、聋哑、智力低下。病区的土壤、饮用水、食品中碘的含量普遍偏低。

2. 其他

（1）藻类污染引起的危害和疾病

近年来，受有机污染的水体富营养化的危害日趋严重。在富营养化水体中藻类大量繁殖聚集，浮于水面可影响水的感官性状，使水质产生异臭异味。藻类产生的黏液黏附于水生动物的腮上，影响其呼吸，导致水生动物窒息死亡，如：夜光藻对养殖鱼类的危害极大。有的赤潮藻大量繁殖时分泌的有害物质如硫化氢、氨等可破坏水体生态环境，并可使其他水生生物中毒及生物群落组成发生异常。藻类大量繁殖死亡后，在细菌分解过程中不断消耗水中的溶解氧，使氧含量急剧降低，引起鱼、贝类等因缺氧而大量死亡。

有些藻类能产生毒素，如：麻痹性贝毒、腹泻性贝毒、神经性贝毒等，而贝类（蛤、蚌）等能富集此类毒素，人食用毒化了的贝类后可发生中毒甚至死亡。

（2）军团病

类似肺炎的传染病，患者体内分离得到的致病菌，菌株叫作军团菌，此类传染病被称为军团病。

流行病学调查和动物试验表明，军团菌可在污染了的空调冷却水或饮用水管网水中检出，在湖泊、溪流、水库和污水中也能检出。军团菌在水中存活时间较长，在自来水中约1年，河水中约3个月，即使在蒸馏水中也可存活数周。主要传播途径为空气传播，经气溶胶吸入。

军团病在我国各地城乡都有存在，主要由空调冷却水经气溶胶传播。对公众健康的影响为中等，以亚临床感染为主。

二、改水技术指导

集中式给水（Central Water Supply）是指由水源集中取水，经统一净化处理和消毒后，通过输水管和配水管网送到用户的供水方式有两种：一是城建部门建设的各级自来水厂；二是由各单位自建的集中式供水。优点为：有利于水源的选择和防护；易于采取改善水质的措施，保证水质良好；用水方便；便于卫生监督和管理。缺点为：水质一旦被污染，其危害面亦广。

（一）水源选择的原则

1. 水量充足

选择水源时，水源的水量，应能满足城镇或居民点的总用水量，并考虑到近期和远期的发展。天然水源的水量，可通过水文学和水文地质学的调查勘察获得；选用地表水时，一般要求95%保证率的枯水期流量大于总用水量。

2. 水质良好

水源水质应符合下列要求：

①选用地表水作为供水水源时，应符合地表水环境标准的要求。

②水源水的放射性指标应符合的要求是：总 α 放射性限值为 0.5 Bq/L，总 β 放射性限值为 1.0 Bq/L。

③水源水的毒理学指标和放射性指标，必须符合生活饮用水水质标准的要求。

④当水源水中含有害化学物质时，其浓度不应超过所规定的最高容许浓度。

⑤水源水中耗氧量不应超过 4 mg/L；五日生化需氧量不应超过 3 mg/L。

⑥饮水型氟中毒流行区应选用含氟化物量适宜的水源。当无合适的水源而不得不采用高氟化物的水源时，应采取除氟措施，降低饮用水中氟化物的含量。

⑦只经过加氯消毒即供作生活饮用的水源水，每 100 mL 水样中总大肠菌群 MPN 值不应超过 200；经过净化处理及加氯消毒后供生活饮用的水源水，每 100 mL 水样中总大肠菌群 MPN 值不应超过 2000。

3. 便于防护

为了保证水源水质不致因污染而恶化，应优先选用地下水；采用地表水作水源时，应结合城市发展规划，将取水点设在城镇和工矿企业的上游。

4. 技术经济合理

选择水源时，应结合水源水质、水量和取水、净化、输水等具体条件，考虑基本建设投资费用最低的方案。

（二）水源卫生防护

为了保护水源，取水点周围应设置保护区。生活饮用水水源保护区由环保、卫生、城建、水利、公安、地矿等部门共同划定，报当地人民政府批准公布，供水单位应在防护地带设置固定的告示牌，落实相应的水源保护工作。

1. 地表水水源卫生防护

地表水水源卫生防护，必须遵守下列规定：

①在取水点周围半径不少于 100 m 的水域内，不准停靠船只和从事其他可能污染水源的活动。

②取水点上游 1000 m 至下游 100 m 的水域内，不准排入污水和废水；在沿岸防护带内不准堆放废渣、有害化学品，不准设装卸垃圾、粪便及有毒物品的码头；沿岸农田不得使用有持久性或剧毒的农药，不得从事放牧等有可能污染该水域水质的活动。

③以河流为给水水源的集中式供水，由供水单位及其主管部门会同卫生、环保、水利等部门，根据实际需要，应把取水点上游 1000 m 以外的一定范围河段划为水源保护区，严格控制上游污染物排放量。

④作为生活饮用水水源的水库和湖泊，应根据不同情况，将取水点周围部分水域或整个水域及其沿岸划为水源保护区，并按①②项的规定执行。

⑤生活饮用水水源的输水明渠、暗渠，应重点保护，严防污染和水量流失。

⑥如河流受到潮汐影响，其生活饮用水取水点上游及其沿岸的水源保护区范围应相应扩大，其范围由供水单位及其主管部门会同卫生、环保、水利等部门研究确定。

2. 地下水水源卫生防护

地下水水源卫生防护必须遵守下列规定：

①根据生活饮用水水源地所处的地理位置、供水的数量、开采方式、水文地质条件和污染的分布，由供水单位及其主管部门会同卫生、环保、水文地质、规划设计部门研究确定水源保护区构筑物的防护范围及影响半径的范围。

②工业废水和生活污水严禁排入渗坑或渗井。

③在单井或井群的影响半径范围内，禁止修建渗水厕所、渗水坑，禁止堆放废渣或铺设污水渠道，并不得从事破坏深层土层的活动；禁止施用难降解或剧毒的农药；禁止使用工业废水或生活污水灌溉。

④人工回灌的水质应符合生活饮用水水质要求。

（三）取水点和取水设备

1. 地表水的取水点和取水设备

地表水的取水点应位于城镇和工业企业的上游，取水点的最低水深应有 2.5~3 m，避免排放生活污水和工业废水引起的污染，取水设备可以分为河床式、岸边式、缆车式三种类型。河床式适用于河岸较平坦、河内水质较差的地点；岸边式适用于基础坚实和河岸较陡的河流；缆车式适用于水位涨落幅度大、河岸有适宜坡度、河床较稳定的地点。

2. 地下水的取水点和取水设备

取水点的位置应综合考虑水量、水质和技术上方便可行等条件。地下水埋藏越深，含水层上面覆盖的不透水层越厚，给养区越远，在卫生上越宜作取水点。当以浅层地下水为水源或深层地下水的覆盖层为裂隙地层时，取水点应设在污染源上游。取水设备有管井（机井或钻孔井）和大口井两种类型。管井适用于各层地下水，而大口井主要适用于地下水埋藏较浅、含水层薄和不宜打管井的地点。

（四）水的净化和消毒

1. 饮用水常规处理技术

水处理的方法是根据水源水质和用水对象对水质的要求而确定的。在逐渐认识到饮用水存在水质污染和危害的同时，人们也开始了长期不懈的饮用水净化技术的研究和应用。

饮用水净化技术现在被人们普遍称为常规或传统处理工艺的处理方法，即混凝、沉淀或澄清、过滤和消毒。这种常规的处理工艺至今仍被世界大多数国家所采用。

（1）混凝

天然水体中含有大量细小的黏土颗粒，粒径很小，属于胶体物质，不能自然沉淀。水中含有的许多细小的悬浮物质，如：藻类、细菌、细小的颗粒物等，因其沉速很小，也难于沉淀。混凝处理是向水中投加混凝剂，使水中的胶体颗粒和细小的悬浮物相互凝聚，形成沉淀性能良好的絮状颗粒（矾花），使之在后续的沉淀工艺中能够有效地从水中因重力而沉淀下来。此法适用于含有胶体物与悬浮物的地表水的处理，对水中的色度、某些无机和有机污染物等也有一定的去除效果。

用于饮用水处理的混凝剂应混凝效果好，对人体健康无害，使用方便，价格低廉。饮用水常用的混凝剂是铝盐、铁盐及其聚合物，主要有：

①硫酸铝。硫酸铝产生的絮体不如铁盐产生的絮体密实，较松散。适宜 pH 值为 5.5~8，最佳范围 6.5~7.5。因低温条件下水解速度慢，对低温低浊水的处理效果较差。

②聚合氯化铝。聚合氯化铝产生的矾花颗粒大，密实，沉淀好，药剂的用量少，适应范围广，可适应低温低浊水的处理，适宜 pH 值范围为 5~9，混凝效果优于硫酸铝。

③三氯化铁。铁盐的混凝效果比硫酸铝好，生成的矾花颗粒大而密实，沉淀好，在低温低浊条件下效果仍较好，pH 值的适应范围宽（5~11）。缺点是溶液的腐蚀性很强，出水色度比铝盐高。

④硫酸亚铁。硫酸亚铁中的二价铁只有在氧化成三价铁后才能起到混凝剂的作用。氧化方法有氯化法和空气氧化法等。在水 pH 值高于 8 时，也可通过曝气用水中的溶解氧进行氧化。硫酸亚铁因氧化后难以产生高价聚合物，混凝效果低于三氯化铁。

⑤聚合铁。如：聚合硫酸铁、聚合氯化铁等类似于聚合氯化铝的能够产生高价聚合离子、混凝效果好的铁盐混凝剂。

在水处理中，往往投加某种辅助药剂来提高混凝效果，常用的助凝剂有如下几种：

①活化硅酸。活化硅酸属无机高分子物质，是由硅酸钠加酸活化制备而成的。活化硅酸对低温低浊水的助凝效果显著，但因活化后必须及时使用（通常在数小时内，最长 1 天），需要现场配制，当时使用。

②聚丙烯酰胺。聚丙烯酰胺是高分子絮凝剂，一般在使用前对聚丙烯酰胺溶液加碱进行碱化，使高分子结构得以充分展开，更好地发挥吸附架桥的絮凝作用。使用中加碱量一般为聚丙烯酰胺量的 20% 左右，可以使 20%~30% 的酰氨基转化为羟基。聚丙烯酰胺用作饮用水处理的助凝剂，可以减少混凝剂用量，提高矾花的粒径和沉速，作为助凝剂的常用投加量<1 mg/L。在高浊度水的预沉淀处理中还可以不加铝盐、铁盐，单独使用聚丙烯酰

胺作为絮凝剂，预沉效果很好，使用广泛。但是合成聚丙烯酰胺的单体丙烯酰胺对人体有伤害作用，因此对于用于饮用水处理的聚丙烯酰胺必须严格控制产品中游离单体的含量。

③石灰。因铝盐、铁盐的水解反应消耗水中的碱度，在原水碱度不足的地方，混凝处理中还需要投加石灰，以补充水中碱度，因此从广义上讲，能够提高或改善混凝效果的石灰也可以算是一种助凝剂。

（2）沉淀

沉淀法是在重力的作用下使水中比水重的悬浮物、混凝生成的矾花等从水中分离的方法。对于水中胶体颗粒，必须先经过混凝处理后才能有效地沉淀去除。

沉淀池的池型有平流式沉淀池、斜板（管）沉淀池、竖流式沉淀池、辐流式沉淀池。给水处理中常用的池型是平流式沉淀池和斜板（管）沉淀池，辐流式沉淀池可用于高浊度水的预沉淀。

（3）过滤

在水处理中，过滤通常是指用石英砂等粒状材料滤料层截留去除水中颗粒杂质的处理技术，相应的处理构筑物称为快滤池，或简称为滤池。滤池可以去除水中细小的颗粒物，去除的下限可达 $1\sim5\ \mu m$。在以地面水为水源的饮用水处理中，过滤通常设在混凝沉淀之后，滤后出水的浊度满足生活饮用水水质标准的要求在原水浊度较低（10~20NTU），并且水质稳定的情况下，也可以不用沉淀池，原水加入混凝剂经过微絮凝后直接进行过滤处理，含铁含锰地下水的处理也须使用过滤技术。

（4）消毒

消毒是作为水厂处理的最后一道工艺，在以地面水为水源的饮用水处理中，通过混凝、沉淀、过滤去除水中的颗粒物质的同时也去除了部分微生物，但是这还远远不够，必须在滤后出水中投加消毒剂进行消毒处理，以充分保证出厂水的微生物学安全性。以地下水为水源的饮用水处理中，水质良好的地下水可以直接满足饮用水水质标准中除微生物学指标以外的其他指标，相应饮用水处理的工艺只有消毒一项。

饮用水的常规消毒方法也是我国绝大多数净水厂采用的加液氯消毒的常规工艺。氯化消毒原理是：氯水解生成盐酸和次氯酸，反应式为：$Cl_2+H_2O=HOCl+HCl$，其中，HOCl 为很小的中性分子，只有它才能扩散到带负电的细菌表面，并通过细菌的细胞壁穿透到细菌内部，当 HOCl 分子到达细菌内部时，能起氧化作用破坏细菌的酶系统而使细菌死亡。

根据国家标准，加氯气时，应根据原水水质、工艺流程和净化要求，可单独在滤后加氯或同时在滤前或滤后加氯。对于超大型自来水管网、长距离自来水配水系统、管网转输点等，有的地方还需要对在水厂已经消毒的自来水再次补充投加消毒剂，以维持管网水中剩余消毒剂的浓度。

2. 饮用水的深度净化

饮用水的深度处理通常是指在常规处理工艺以后，采用适当的处理方法，将常规处理工艺不能有效去除的污染物或消毒副产物的前体物加以去除，以提高和保证饮用水水质。常见深度处理技术有：化学氧化、空气搅拌、生物法、膜技术及新型合成吸附剂等。目前常用的深度处理方法有：

（1）活性炭吸附法

以活性炭为代表的多孔介质吸附工艺可有效地去除色度、浊度和有机污染物。当有机物的尺寸特性与活性炭的孔径分布协调一致时，活性炭才具有较高的吸附性能及有机物去除率。具有较发达中孔的颗粒活性炭（GAC）非常适合于水处理；活性炭纤维（ACF）只有单一的微孔，孔径 $5 \sim 14 \, \mu m$，水中大部分有机物很难进入 ACF 的有效吸附面积中，对有机物的去除仅在 20% 左右；由细炭粉压缩而成的压缩活性炭卫生条件比粉末活性炭好，对有机物的去除效率在 30% ~ 57%，还具有对进水进行亚微滤和去除原生动物的作用。

（2）膜过滤法

膜法是在压差推动下的物理分离过程，采用膜过滤技术是去除致癌原生动物的有效方法。研究表明，只要膜设备运行正常，即使进水水质发生变化，出水中的细菌数量一般都在检出限以下。常用的膜技术有超滤、微滤、纳滤和反渗透膜等。超滤、微滤对胶体和细菌的去除效果较好，但对有机物和盐类的去除效果一般。超滤膜在去除有机物和病原菌的同时，也去除了 80% 的阴阳离子，长期饮用不利健康。纳滤能有效去除水中的致突变物质和色度，TOC 总有机碳（TOC）去除率为 90%，可生物同化有机碳（AOC）去除率为 80%。纳滤对细菌有很好的去除效果，可以作为物理消毒取代常规化学消毒。反渗透膜的孔径在 $2 \sim 3 \, nm$ 以下，主要分离对象是 $1 \, nm$ 以下的无机离子及小分子。

（3）臭氧氧化

臭氧溶解在水中会自行分解成羟基自由基，间接地氧化有机物、微生物和氨，反应速度快且没有选择性。在任何 pH 值条件下均能将水中多种有机物氧化为无机物，如：造成水体色、臭和味的腐殖质，氨氮、铁、锰和硫等还原物质。此外，臭氧具有很高的氧化电位，容易通过微生物细胞膜扩散，并能氧化微生物细胞的有机体或破坏有机体链状结构而导致细胞死亡，因此能够杀死藻类和灭菌，对一些顽强的微生物如病毒、芽孢等有强大的杀伤力。臭氧代替氯作为消毒剂效果更佳，剂量小、作用快，不产生三卤甲烷等有害物质，也可使水的口感和观感大为改观。

集中式供水中经深度净化处理后的出厂水，必须由优质管道输送或桶装供应用户。优质管材管件是指那些物理性能好，密度小、强度高、内壁光滑，化学性质稳定，可耐酸、碱、盐的腐蚀，寿命长的管材管件，如：铝塑复合压力管材管件、聚丁烯管材管件和交联聚乙烯管材管件等。

（五）配水管网的卫生要求

配水管是指给水管网中，配水到用户的干管和支管。配水管分布在城镇给水区域，纵横交错，形成网状，称为配水管网。配水管网的布置可分成环状管网和树枝状管网。环状管网是将管线连成环状，相互衔接，管网内水经常流动，水压较均匀，水质较好；任何一处管道检修时，都可由另一管道供水，无须停水，但投资较贵，树枝状管网投资较省，但由于末梢水的停滞，管内有沉淀物积聚的可能，消毒不够彻底时，水中细菌可再繁殖，造成水质恶化；同时，管网中某一部分必须检修时，该处以下的供水地区都将停水。

配水管材料种类很多，正确地选择管材非常重要。目前的管材有铸铁管、钢管、钢筋混凝土管和塑料管。选材时应从经济的合理性和技术上的可靠性两个方面考虑：管材应有足够的强度，能够承受设计所需的内外压力和机械作用力而不会出现爆裂现象；管材应有稳定的化学性能、较强的耐腐蚀性能，保证供水水质不被污染和维持一定的管道使用年限；管材还应运输、安装方便，价格合理。对使用的塑料管材应通过卫生部门的"产品安全性鉴定"。

管道的埋设应避免穿过垃圾和毒物污染区，否则应加强防护措施。如给水管与污水管平行铺设时，垂直间距应有 0.5 m，水平间距>1.5~3 m。如给水管道与污水管道交叉，污水管道应埋设在给水管道的下面，垂直净距至少 0.4 m；如污水管道必须在给水管道上面通过时，给水管应加套管，其长度距交叉点每侧 3~5 m。给水管埋设深度应在当地冻结线以下以防冻结，企事业单位自备的供水系统，不得与城镇生活饮用水管网直接连接。凡是有积垢和"死水"的管段，都必须定期冲洗；管线过长时，应中途加氯；管道在检修后也应冲洗消毒。按最高日、最高时用水房所需要的水压设计配水管网内的水压。为保证用户给水龙头取水，管网任一点设计水压须保证最小服务水头。

（六）供、管水人员的卫生要求

供、管水人员是指供水单位直接从事供、管水的人员，包括从事净水、取样、检验、二次供水卫生管理及水池、水箱清洗消毒人员。为防止饮用水受到污染引起介水传染病的发生和流行，保障居民身体健康，对这些人员应进行预防性健康检查和提出相应的卫生要求：一是直接从事供、管水的人员必须每年进行一次健康检查，取得预防性健康体检合格证后方可上岗工作；二是凡患有痢疾（细菌性痢疾和阿米巴痢疾）、活动性肺结核、病毒性肝炎、伤寒、化脓性或渗出性皮肤病及其他有碍生活饮用水卫生的疾病或病原携带者，不得直接从事供、管水工作；三是直接从事供、管水的人员，上岗前和上岗后定期进行卫生知识培训，未经卫生知识培训或培训不合格者不得上岗工作；四是集中式供水单位从业人员应保持良好的个人卫生行为，不得在生产场所吸烟，不得进行有碍生活饮用水卫生的活动；五是经健康检查确诊的传染病病人及病原携带者由卫生监督机构向患者所在单位发出"职业禁忌人员调离通知书"，供水单位应将患者立即调离直接供、管水工作岗位，并于接到"职业禁忌人员调离通知书"之日起 10 日内，将患者原"健康合格证"及调离通知书回执送交卫生监督机构。

第三节 饮用水卫生的调查、监测和监督

一、饮用水污染事件的调查

饮用水污染事件的调查目的是核实事件信息，协助查找污染物，污染来源和污染途径；掌握事件波及范围及其影响因素，追踪病例及暴露人群，必要时进行分类管理，有效减少事件造成的人群健康影响；为进一步阐明事件原因提供线索，也为制定相关事件控制措施提供科学依据。主要调查内容包括以下三个方面：

（一）基本信息的收集

到达现场后，应首先了解事件的基本情况，包括污染发生的时间、地点、经过和可能原因，可能污染来源及污染物污染途径、波及范围、暴露人数及分布，当地饮用水的水源类型、取水方式及人口分布等基本信息。

（二）流行病学调查

现场流行病学调查步骤一般包括事件的核实、制定病例定义、病例和暴露人群搜索、个案调查、描述性流行病学分析、分析性流行病学研究等内容。具体调查步骤和顺序由调查组结合实际情况确定。

1. 事件的核实

（1）核实发病情况

到达现场应核实发病情况、访谈患者、采集患者标本和饮用水样品等。通过接诊医生了解患者主要临床特征、诊治情况，查阅患者在接诊医疗机构的病历记录和临床实验室检验报告，摘录和复制相关资料。

（2）开展病例访谈

根据事件情况制定访谈提纲、确定访谈人数并进行病例访谈。访谈内容主要包括饮水史、接触史、卫生习惯等。

2. 制定病例定义

病例定义应当简洁，具有可操作性，可随调查进展进行调整。病例定义可包括以下内容：

（1）时间

限定事件时间范围。

（2）地区

限定事件地区范围。

（3）人群

限定事件人群范围。

（4）症状和体征

通常采用多数病例具有的或事件相关病例特有的症状和体征。

（5）临床辅助检查阳性结果

包括临床实验室检查、影像学检查、功能学检查等。

3. 开展病例和暴露人群的搜索

根据具体情况选用适宜的方法开展病例和暴露人群的搜索，可参考以下方法：

①对集中式供水的地区，可通过收集管网供水区域来搜索全部病例和暴露人群。

②对分散式供水的地区，或有死亡及重症病例发生时，可采用入户搜索的方式。

4. 个案调查

（1）调查方法

根据病例的文化水平及配合程度，结合病例和暴露人群搜索的方法要求，可选择面访、电话调查或自填式问卷调查。个案调查可与病例和暴露人群搜索相结合，同时开展。个案调查应使用统一的个案调查表和相同的调查方法进行。个案调查范围应结合实际需要及现场可利用的调查资源等确定，避免因完成所有个案调查而延误后续调查的开展。

（2）调查内容

个案调查应收集的信息主要包括：基本信息，发病、就诊及死亡情况，外出史，饮水史，居住环境及临床相关信息。

（3）资料分析

个案调查结束后，应根据个案调查结果建立数据库，及时录入收集的信息资料，对录入的数据核对后，进行描述性流行病学分析。若须建立可疑水样与发病的关联性，可采用病例对照研究和队列研究等分析流行病学方法。

（三）环境卫生学调查

突发水污染事件的环境卫生学调查是针对可疑污染物种类、来源、途径及其影响因素，对水源暴露情况、饮用水的生产加工和储存运输等各环节开展卫生学调查，为查明事件原因、采取有效预防控制措施提供依据。

环境卫生学调查应在事件核实后及早开展，调查方法主要有访谈相关人员和现场勘查等。

1. 访谈相关人员

访谈对象包括供水单位负责人员及其他知情人员等。访谈内容包括事发地点居民供水方式、供水范围、供水点或管网分布、污染程度等。

2. 现场勘查

在访谈基础上，可初步划定可能的危害环节和危害因素，分析可能的污染原因和途径，为现场勘查提供线索。现场勘查重点围绕可疑水样从水源、生产加工到输配设施等环节存在的问题进行。

（1）水源

勘查水源的水文特性及其周边的卫生状况。

（2）加工和输配

生产加工过程是否满足工艺设计要求；供水系统设计布局是否存在隐患；是否使用自备水井及其周围有无污染源。

二、饮用水卫生监测工作

我国《生活饮用水卫生标准》规定，水质检验工作应由供水部门负责，卫生部门的责任在于定期抽查，并负责水质分析的质量控制。城镇集中式给水的采样点数，一般按供水人口每两万人设 1 个点计算。供水人口超过 100 万时，总数可酌减；人口在 20 万以下时，应酌量增加。采样点应设在居民经常用水的地点，并应有一定的点数选在水源、出厂水和水质易受污染的地点，如：管网末梢和陈旧部分每个采样点每月采样不少于两次。检验项目：一般可将细菌指标和感官指标列为必检项目，其他指标可根据情况选定；但对水源水、出厂水和部分有代表性的末梢水，每月应进行一次全分析。以上采样点和检测项目，应由供水单位负责与当地卫生部门共同研究决定；所得结果应定期报送卫生部门审查和存档或输入计算机储存系统。

水质检测指标：按照《生活饮用水卫生标准》（GB5749-2022），地级以上城市进行水质常规指标（放射性指标不要求）、氨氮及可能存在风险的指标监测，其中对市政供水丰水期出厂水进行水质指标全分析（放射性指标和"两虫"指标不要求，不具备检测能力的非常规指标可以统筹协调其他有资质的机构进行检测）。县级城区和乡镇辖区对水质常规指标（放射性指标不要求）和氨氮指标进行监测。各监测点于枯水期和丰水期各检测1次。

第五章　城市大气的卫生管理

大气圈是指包围在地球表面，并随地球旋转的空气层。大气是生活在地球上生命体的必需物质，并保护他们免遭来自外层空间的有害影响。植物进行光合作用所需的二氧化碳、动物和人呼吸所需的氧气及固氮菌所用的氮都由大气提供。此外，大气还行使着把水分从海洋输送到陆地的功能。人通过呼吸与外界进行气体交换，从空气中吸收氧气，呼出二氧化碳，以维持生命活动。一个成年人通常每天呼吸两万多次，吸入 $10 \sim 15 \ m^3$ 的空气。因此，空气的清洁程度及其理化性状与人类健康的关系十分密切。

第一节　大气的特征及其卫生学意义

一、大气的组成

自然状态下的大气是由混合气体、水汽和悬浮颗粒组成。除去水汽和悬浮颗粒的空气称为干洁空气。

1. 干洁空气。主要成分包括氮（N_2）、氧（O_2）、二氧化碳（CO_2）、氩（Ar）、氖（Ne）、氦（He）等。

2. 水汽。大气中的水汽比氮、氧等主要成分少得多，但其含量在大气中随时间、地域及气象条件的不同变化很大。

3. 悬浮颗粒。自然状态下的大气悬浮颗粒主要来源于岩石的风化、火山爆发、宇宙落物及海水溅沫等。它的含量、种类及化学成分都是变化的。

二、大气的结构

随着距地面的高度不同，大气层的物理和化学性质有很大的变化。按气温的垂直变化特点，可将大气层自下而上分为对流层、平流层、中间层。

三、大气的物理性状

大气的物理性状主要有太阳辐射、气象条件和空气离子等。

（一）太阳辐射

太阳辐射是产生各种天气现象的根本原因，同时也是地表上光和热的源泉。紫外线具有致色素沉着、红斑、抗佝偻病、杀菌和免疫增强作用。可见光综合作用于机体的高级神经系统，能提高视觉和代谢能力，平衡兴奋和镇静作用，提高情绪与工作效率，是生物生存的必需条件。红外线的生物学作用基础是热效应，适量的红外线可促进人体新陈代谢和细胞增生，具有消炎和镇静作用。

（二）气象因素

气象因素与太阳辐射综合作用于机体，对机体的冷热感觉、体温调节、心血管功能、神经功能、免疫功能和新陈代谢功能有调节作用。

（三）空气离子

大气中带电荷的物质统称为空气离子。根据空气离子的大小及运动速度对其分类，近地表大气中存在的空气离子有轻离子和重离子两类。新鲜的清洁空气中轻离子浓度高，而污染的空气中轻离子浓度低。一般认为，空气阴离子对机体具有镇静、催眠、镇痛、镇咳、降压等作用，而阳离子作用则相反。

第二节　大气污染对人体健康的影响与监测

一、大气污染对人体健康的影响

（一）大气污染物进入人体的途径

大气污染物主要通过呼吸道进入人体，小部分污染物也可以降落至食物、水体或土壤，通过食物或饮水，经过消化道进入体内，儿童还可以经直接食入尘土而由消化道摄入大气污染物。有的污染物可通过直接接触黏膜、皮肤进入机体，脂溶性的物质更易经过完整的皮肤而进入体内。

由于呼吸道各部分的结构不同，对外源性化学物质的阻留和吸收也不相同。一般来说，进入的部位越深，扩散的面积越大，停留时间越长，机体的吸收量就越大。外源性化学物质被肺泡吸收后，不经过肝脏的代谢转化即被运送到全身发挥作用，因此，经呼吸道吸收的物质对机体的危害往往较大。

（二）大气污染对健康的直接危害

1. 急性危害

大气污染物的浓度在短期内急剧升高，可使当地人群因吸入大量的污染物而引起急性中毒，按其形成的原因可以分为烟雾事件和生产事故。

（1）烟雾事件

根据烟雾形成的原因，烟雾事件可以分为煤烟型烟雾事件和光化学型烟雾事件。

①煤烟型烟雾事件。主要由燃煤产生的大量污染物排入大气，在不良气象条件下不能充分扩散所致。

②光化学型烟雾事件。是由汽车尾气中的氮氧化物（NO_x）和碳氢化合物（HCs）在日光紫外线的照射下，经过一系列的光化学反应生成的刺激性很强的浅蓝色烟雾所致，其主要成分是臭氧、醛类及各种过氧酰基硝酸酯，这些通称为光化学氧化剂。

煤烟型烟雾事件与光化学型烟雾事件的发生除与污染物的种类有关外，还受当时的气候和气象条件等的影响。

（2）事故性排放引发的急性中毒事件

事故造成的大气污染急性中毒事件一旦发生，后果通常十分严重。

2. 慢性影响

①影响呼吸系统功能。大气中的 SO_2、NO_2、硫酸雾、硝酸雾及颗粒物不仅能产生急性刺激作用，还可长期反复刺激机体引起咽炎、喉炎、眼结膜炎和气管炎等。呼吸道炎症反复发作，便可造成气道狭窄，气道阻力增加，肺功能不同程度的下降，最终形成慢性阻塞性肺疾病（COPD）。

②降低机体免疫功能。在大气污染严重的地区，居民唾液溶菌酶和 SIgA 的含量均明显下降，血清中的其他免疫指标也有下降，表明大气污染可使机体的免疫功能降低。

③引起过敏反应。除花粉等过敏源外，大气中某些污染物如甲醛、SO_2 等可通过直接或间接的作用机制引起机体的过敏反应。

④其他。大气的颗粒物中含有多种有毒元素，如：铅、镉、铬、氟、砷、汞等。

3. 肺癌

近几十年来，国内外许多研究表明，大气污染程度与肺癌的发生和死亡率呈正相关关系。与农村人群相比，城市人群的肺癌死亡率较高，提示大气污染是肺癌发生的危险因素之一。

二、大气中主要污染物对人体健康的影响

（一）二氧化硫

1. 来源

一切含硫燃料的燃烧都能产生二氧化硫（SO_2），大气中的 SO_2 主要来自固定污染源，其中约70%来自火力发电厂等的燃煤污染，约26%来自有色金属冶炼、钢铁、化工、炼油和硫酸厂等生产过程，其他来源仅占4%左右。小型取暖锅炉和民用煤炉是地面低空 SO_2 污染的主要来源。

SO_2 在大气中可被氧化成 SO_3，再溶于水汽中形成硫酸雾。SO_2 还可先溶于水汽中生成亚硫酸雾然后再氧化成硫酸雾，硫酸雾是 SO_2 的二次污染物，对呼吸道的附着和刺激作用更强。硫酸雾等可凝成大颗粒，形成酸雨。

2. 健康影响

SO_2 是水溶性的刺激性气体，易被上呼吸道和支气管黏膜的富水性黏液所吸收。黏液中的 SO_2 转化为亚硫酸盐或亚硫酸氢盐后吸收入血迅速分布于全身。SO_2 可刺激呼吸道平滑肌内的末梢神经感受器，使气管或支气管收缩，气道阻力和分泌物增加。因此，人在暴露于较高浓度的 SO_2 后，很快会出现喘息、气短等症状及 FEV_1 等肺功能指标的改变。但是，个体对 SO_2 的耐受性差异较大。

3. 防治措施

①以采用无污染或少污染的工艺技术为上策，主要的治理技术包括排烟脱硫，高烟囱排放、燃料脱硫和使用低硫煤等。

②国家环境保护总局制订了"二氧化硫污染控制区和酸雨控制区"的综合防治规划。

（二）颗粒物

1. 来源

大气中的颗粒物可来自自然界的风沙尘土、火山爆发、森林火灾和海水喷溅等。人类

的生产和生活活动中使用的各种燃料，如：煤炭、液化石油气、煤气、天然气和石油的燃烧构成了大气颗粒物的重要来源。

颗粒物是我国大多数城市的首要污染物，是影响城市空气质量的主要因素。

2. 健康影响

①颗粒物对呼吸系统的影响。大量的颗粒物进入肺部对局部组织有堵塞作用，可使局部支气管的通气功能下降，细支气管和肺泡的换气功能丧失。吸附着有害气体的颗粒物可以刺激或腐蚀肺泡壁，长期作用可使呼吸道防御功能受到损害，发生支气管炎、肺气肿和支气管哮喘等。

②颗粒物的致癌作用。国内外的大量研究表明，颗粒物的有机提取物有致突变性，且以移码突变为主，并可引起细胞的染色体畸变、姊妹染色单体交换及微核率增高、诱发程序外 DNA 合成。

③颗粒物对健康的其他影响。

3. 防治措施

（1）控制污染

①改善能源结构和燃料结构，发展水电等清洁能源。

②改革生产工艺，采用新型的除尘设备进行清洁生产，减少工业生产中烟尘的排放。

③采取严格措施，控制汽车尾气排放，特别是使用柴油为燃料的机动车。

④发展区域集中供暖，减少分散烟囱。

⑤加强对工地、道路扬尘的管理，对裸露地面进行绿化和铺装。

（2）加强环境监测和健康影响评价

建立更为广泛的城市大气颗粒物，尤其是细颗粒物污染监测网。在弄清我国大气颗粒物污染与人群健康的剂量反应关系的基础上，完善现有的大气颗粒物环境质量标准，建立保护易感人群、防止颗粒物污染对健康危害的预警系统。

（三）氮氧化物

1. 来源

大气中的氮氧化物（NO_x）主要指二氧化氮（NO_2）和一氧化氮（NO）。大气中的氮受雷电或高温作用，易合成 NO_x。火山爆发、森林失火及土壤微生物分解含氮有机物都会向环境释放 NO_x。尽管自然界氮的循环产生的 NO_x 大于人为活动的排放量，但是由于其广泛分布于大气层，所以大气中 NO_x 的本底很低。NO_2 自然本底的年均浓度为 $0.4 \sim 9.4$ $\mu g / m^3$。

各种矿物燃料的燃烧过程中均可产生 NO_x。机动车尾气是城市大气 NO_x 污染的主要来源之一，随着机动车数量的增加，我国一些大城市的大气 NO_x 污染水平呈明显上升趋势。NO_2 是光化学烟雾形成的重要前体物质，有刺激性，与羟类共存时，在强烈的日光照射下，可以形成光化学烟雾。此外，大气中的 NO_2 与 PAH 发生硝基化作用，可形成硝基 PAH。

2. 健康影响

NO_2 的毒性比 NO 高 4～5 倍。有关 NO_x 健康影响的评价多来自对 NO_2 的研究结果。大气 NO_2 污染对机体的呼吸系统可产生急性或慢性的不良影响。

NO_2 较难溶于水，故对上呼吸道和眼睛的刺激作用较小，主要作用于深部呼吸道、细支气管及肺泡。目前，还没有足够的流行病学证据来说明空气 NO_2 暴露与人群健康危害发生的剂量反应关系。一些研究提示，长期暴露于年平均浓度高于 50～75 $\mu g/m^3$ 的 NO_2 下，儿童的呼吸系统症状会显著增加，肺功能也会受到一定程度的损害。一些时间序列分析研究发现，大气中的 NO_2 浓度与人群死亡率的增加有关。NO_2 与大气中的 SO_2 和 O_3 分别具有相加和协同作用，造成呼吸道阻力增加以及对感染的抵抗力降低。

3. 防治措施

①控制并减少机动车尾气排放，同时控制来自工业污染源的 NO_x 排放。

②加强环境监测和预报，预防光化学烟雾的发生。

（四）一氧化碳

1. 来源

一氧化碳（Carbon Monoxide，CO）是含碳物质不完全燃烧的产物，无色、无臭、无刺激性大。气中的 CO 主要来源于机动车尾气，炼钢、铁、焦炉，煤气发生站、采暖锅炉、民用炉灶、固体废弃物焚烧排出的废气。近年来，随着一些大城市机动车数量的急剧增加，机动车尾气排放的 CO 对大气 CO 污染的分担率明显增加。

2. 健康影响

CO 很容易通过肺泡、毛细血管及胎盘屏障。吸收入血以后，80%～90% 的 CO 与血红蛋白结合形成碳氧血红蛋白（COHb），CO 与血红蛋白的亲和力比氧大 200～250 倍，形成 HbCO 后其解离速度又比氧合血红蛋白慢 3600 倍，影响血液的携氧能力。此外，COHb 还影响氧合血红蛋白的解离，阻碍氧的释放，引起组织缺氧，暴露于高浓度的 CO 时，吸收入血的 CO 还可与肌红蛋白、细胞色素氧化酶及 P450 结合。血中 COHb 含量与空气中 CO 的浓度呈正相关，正常人的 COHb 饱和度为 0.4%～2.0%，贫血者略高。

与其他空气污染物不同，除职业因素外，因取暖不当，造成的室内 CO 浓度过高所致的 CO 急性中毒也经常发生。急性 CO 中毒以神经系统症状为主，其严重程度与血中 COHb 含量有关。

3. 防治措施

①改进燃料的组成和结构，装置可催化尾气中 CO 的净化器，控制机动车尾气的排放。

②控制固定污染源的 CO 排放。

③冬季取暖季节应加强通风换气，室内避免吸烟。

（五）臭氧

1. 来源

臭氧（O_3）是光化学烟雾主要成分，其刺激性强并有强氧化性，属于二次污染物，光化学烟雾是大气中的 NO_2 和羟类物质，在太阳紫外线的作用下，经过光化学反应形成的浅蓝色烟雾，是一组混合污染物。O_3 约占烟雾中光化学氧化剂的 90% 以上，是光化学烟雾的指示物。

2. 健康影响

O_3 的水溶性较小，易进入呼吸道的深部。但是，由于它的高反应性，人吸入的 O_3 约有 40% 在鼻咽部被分解。人短期暴露于高浓度的 O_3 可出现呼吸道症状、肺功能改变、气道反应性增高及呼吸道炎症反应。大气中的为 $210 \sim 1070 \ \mu g/m^3$ 时可引起哮喘发作，导致上呼吸道疾病恶化，并刺激眼睛，使视觉敏感度和视力下降。高于 $2140 \ \mu g/m^3$ 可引起头痛、肺气肿和肺水肿等。流行病学研究发现，大气中的浓度每升高 $25 \ \mu g/m^3$，人群呼吸系统疾病的入院率将增加 5%；每升高 $100 \ \mu g/m^3$，成人及哮喘患者的呼吸系统症状将增加 25%。

动物实验发现，O_3 可降低动物对感染的抵抗力，损害巨噬细胞的功能。O_3 还能阻碍血液的输氧功能，造成组织缺氧，并使甲状腺功能受损，骨骼早期钙化。O_3 还可损害体内某些酶的活性和产生溶血反应。O_3 对微生物、植物、昆虫和哺乳动物细胞具有致突变作用。目前，尚无证据表明 O_3 有致癌作用。

3. 防治措施

①控制并减少机动车尾气排放。

②加强对大气 NO_x 污染、光化学烟雾形成条件的监测，建立光化学烟雾发生的预警系统。

（六）铅

1. 来源

城市大气铅（Lead）污染的主要来源是含铅汽油的使用。含铅汽油燃烧后 85% 的铅排入大气，机动车尾气排放对大气铅污染的贡献率高达 80%～90% 此外，来自铅锌矿开采冶炼、铅冶炼厂、蓄电池厂等的含铅废气是城乡大气环境铅污染的又一重要来源。大气铅污染对城乡居民，尤其是儿童的健康已产生了不良的影响，工业含铅烟尘、某些含铅涂料的使用及室内煤制品的燃烧会造成室内空气的铅污染。

2. 健康影响

人体铅暴露的途径是多方面的，儿童还可通过手—口方式从大气中降落的含铅尘土、室内墙壁、学习用品或玩具中脱落的含铅油漆皮摄入铅，母亲孕期和哺乳期的铅暴露也可增加婴幼儿体内的铅含量。吸收入体内的铅约 90% 贮存于骨骼中，主要经尿（占 76%）和粪排出。血铅值反映近期铅的摄入量，常作为铅内暴露水平的重要指标。

铅是全身性的毒物，可以影响多个系统，对神经系统、消化系统、造血系统、泌尿系统、心血管系统、免疫系统和内分泌系统均有不良影响。近年来，人们十分关注环境铅污染对儿童健康的影响，儿童的户外活动多，单位体质量的呼吸次数、体表面积、饮水量和食物摄入量都高于成人。儿童铅中毒主要表现为注意力不集中、记忆力降低、缺乏自信、抑郁、淡漠或多动、强迫行为、学习能力和学习成绩低于同龄儿童等，环境铅暴露还可引起儿童视觉运动反应时间延长、视觉辨别力下降、听力下降、脑干听觉诱发电位改变、听觉传导速度降低等。

处于器官发生、发育阶段的胎儿对铅的作用十分敏感，母体内的铅可以通过胎盘进入胎儿体内，造成母源性铅中毒或过量铅吸收，母亲孕期长期暴露于高浓度的铅可导致新生儿出现低出生体重、贫血、出生缺陷、死产等。

3. 防治措施

①推广使用无铅汽油，降低大气中铅污染的程度。

②加强饮用水和食品中铅污染的监测。

③加强健康教育，保护儿童和孕妇等高危险人群。

④在铅污染地区注意发现儿童铅中毒，并及时进行驱铅治疗。

（七）多环芳烃

1. 来源

大气中的多环芳烃（PAH）主要来源于各种含碳有机物的热解和不完全燃烧，如：煤、木柴、烟叶和石油产品的燃烧，烹调油烟及各种有机废物的焚烧等尽管不同类型污染源产生的PAH种类有所不同，但不同地区大气中的PAH谱差别不大。

2. 健康影响

大气中的大多数PAH吸附在颗粒物表面，尤其是<5 μm的颗粒物上。大颗粒物上的PAH很少。PAH可与大气中的其他污染物反应形成二次污染物。PAH中有强致癌性的多为4到7环的稠环化合物。由于苯并芘（BaP）是第一个被发现的环境化学致癌物，而且致癌性很强，故常以其作为PAH的代表。BaP占大气中致癌性多环芳烃的1%~20%。BaP是唯一经吸入染毒实验被证实可引起肺癌的PAH。同时暴露于香烟烟雾、石棉、颗粒物等可增强BaP的致癌活性。BaP需要在体内经代谢活化后才能产生致癌作用。

3. 防治措施

防止并控制大气和室内空气环境的污染，控制吸烟。

（八）雾霾

1. 来源

雾霾是雾和霾的统称。雾和霾两种不同的天气现象，通常混合在一起出现，尽管在定义上有明确的区别界定，但在实际观测和研究中却并不容易区分，所以经常统称为"雾霾天气"。

霾作为一种自然现象，其形成主要有三个方面的因素：一是在水平方向静风现象的增多。近年来，随着城市建设的迅速发展，大楼越建越高，阻挡和摩擦作用使风流经城区时明显减弱，静风现象增多，不利于大气污染物的扩散稀释，却容易在城区内和近郊区周边积累。二是垂直方向上出现逆温，逆温层好比一个锅盖覆盖在城市上空，这种高空气温比低空气温更高的逆温现象，使得大气层低空的空气垂直运动受到限制，导致污染物难以向高空飘散而被阻滞在低空和近地面。三是空气中悬浮颗粒物的增加，这是形成霾的重要因素。夏季的细颗粒物受煤烟尘影响小，冬季的细颗粒物受烟尘影响大。霾天气下空气污染程度明显高于正常大气，以颗粒物最为显著，特别是PM2.5。

PM2.5的生成过程十分复杂，包括物质燃烧过程，如：煤炭燃烧、石油燃烧和机动车尾气等的直接排放；各大小餐厅排放的油烟再加上大气化学反应的"二次生成过程"，如：VOCs和NO_x在大气中生成的光化学微粒，SO_2和NO_x在大气中生成的硫酸盐、硝酸盐微粒等。各城市 PM2.5 的来源多样，其危害程度也比我们想象的要更为复杂。

2. 健康影响

雾霾对人体健康的影响主要取决于霾的成分。因为霾的组成成分非常复杂，它包括数百种大气化学颗粒物质。其中，有害于健康的主要是直径<10 μm 的气溶胶粒子，如：矿物颗粒物、海盐、硫酸盐、硝酸盐、有机气溶胶粒子、燃料和汽车废气等，它能直接进入并黏附在人体呼吸道和肺叶中。尤其是亚微米粒子会分别沉积于上、下呼吸道和肺泡中，引起鼻炎、支气管炎等病症，长期处于这种环境还会诱发肺癌。霾天气还可导致近地层紫外线减弱，易使空气中传染性病菌的活性增强，导致传染病增多。另外，还会影响人们的心理健康，阴沉的霾天气容易让人产生压抑、悲观情绪，使人精神郁闷，甚至情绪失控。

霾天气对人类健康的影响主要以急性效应为主，主要表现为上呼吸道感染、哮喘、支气管炎、咳嗽、呼吸困难、鼻塞流鼻涕、结膜炎、眼和喉部刺激、皮疹、心血管系统紊乱等疾病的症状增强；此外，霾的出现会减弱紫外线的辐射，如经常发生霾，则会影响人体维生素 D 的合成，导致小儿佝偻病高发。

3. 防治措施

积极治理大气污染，减少排放。目前，各种化石能源的大规模使用是造成雾霾天气的最主要原因。要想从根本上解决雾霾问题，最有效的方法就是减少排放。

三、大气卫生标准

（一）基本概念

大气卫生标准是为了保护人群健康和生存环境，对大气中有害物质以法律形式做出的限值规定及实现这些限值所做的有关技术行为规范的规定，包括老、弱、病、幼等易感人群在内的所有人群都长期暴露于大气环境中。因此，大气的卫生标准要比生产车间空气的卫生标准制定得更为严格，空气质量要求更高。

大气卫生标准是以大气卫生基准为主要依据，考虑到社会、经济、技术等因素后综合分析制定的。基准与标准是两个不同的概念。基准是通过科学研究得出的对人群不产生有害或不良影响的最大浓度，是根据剂量反应关系和一定的安全系数确定的。它不考虑社会、经济、技术等人为因素，不具有法律效力。标准是国家或地方对环境中有害因素提出的限量要求及实现这些要求所规定的相应措施。基准与标准既有区别又有联系，且两者的数值不是一成不变的。基准是通过大量科学实验和调查研究而确定的，随着科学技术发展和人们认识水平的提高，基准的内容必然要随之而修订，标准以基准为科学依据，会随基准的变化而变化，也会随政治、社会、经济技术和人们的要求等而变化。

（二）制定原则

WHO 根据环境污染物的性质和浓度—时间—效应的关系，把空气质量标准定成四级，并且建议各国应力争以第一级容许水平作为标准。

我国制定环境卫生标准的总原则是卫生上安全可靠、技术上可行、经济上合理，具体有以下几个方面：一是不引起急性或慢性中毒及潜在的远期危害（致癌、致畸、致突变作用）；二是对主观感觉无不良影响；三是应对人体健康无间接危害；四是选用最敏感的指标；五是经济合理和技术可行。

（三）制定方法

1. 大气中有害物质嗅觉阈和刺激作用阈的测定

嗅觉阈是在实验室内，用嗅觉阈测定装置对嗅觉功能正常的健康人做实验后确定的。实验应在确保受试者安全无害的条件下进行。最后应得到最低可嗅浓度和最高不可嗅浓度。刺激作用阈也可用同样方法求得。此外，也可通过在距污染源不同的距离、污染物不同浓度地区询问居民的主观感觉获得大气中有害物质嗅觉阈和刺激作用阈。

2. 毒理学试验

（1）吸入染毒

评价大气污染物对呼吸系统，特别是肺脏的毒性，整体动物吸入染毒是常用的方法。在进行实验时，选择合适的实验动物、染毒装置、染毒浓度和染毒持续时间是十分重要的。

（2）气管内注入染毒

气管内注入染毒适用于颗粒物染毒。颗粒物可制备成生理盐水混悬液进行染毒，也可将颗粒物中的有害成分提取，再用提取物进行染毒。此法须将实验动物麻醉后进行，难度较大，故适宜用作急性毒性试验。由于染毒物的注入剂量容易控制，故仍有较好的应用价值。

3. 流行病学方法

可通过现场调查或收集有关资料来进行。在进行现场调查前，首先必须确定污染现场和对照现场。现场地区该大气污染物的浓度情况多通过收集现在和既往的大气监测资料来获得。对于具有慢性毒作用或远期危害的污染物，必须收集到既往 5 年、10 年或者更久的大气监测资料。

人群的健康效应指标很多，应尽可能选择敏感、特异、客观的指标，亦可选择非特异性间接影响健康的指标。选用的指标都必须较为简便、易行。疾病资料的收集和统计是很有力的依据，例如，呼吸系统疾病的发病率、肺癌死亡率等。

将大气监测资料与健康效应资料进行统计学处理，即可得出人群受影响的程度，如果能选择到若干污染程度不同的现场，就可得出暴露—反应关系的结果，更有利于确定阈浓度和阈下浓度。

4. 快速计算方法

可根据生产环境的资料、经口染毒资料等进行推算。主要是根据不同环境中的暴露量、暴露时间等数据进行推算。此法比较粗略，只能提供一定的参考，不能代替以上毒理学和流行病学方法。

5. 健康危险度评价方法

近年来，环境健康危险度评价法在大气卫生标准等环境卫生标准的研制中得到了越来越多的应用。环境健康危险度评价主要包括危害鉴定、暴露评价、剂量反应关系评定和危险特征分析四个步骤。在进行环境健康危险度评价时，一般首先将受评的污染物分为致癌物和非致癌物两类，然后根据健康效应的不同，采用不同评价模式确定污染物在环境中的容许浓度。

四、大气污染对健康影响的调查和监测

大气污染对健康影响的调查及监测包括查明大气污染来源、污染状况和对居民健康造成的各种危害。

（一）污染源的调查

了解并掌握各类大气污染源排放的主要污染物、排放量及排放特点；检查有关单位执行环境保护法规和废气排放标准的情况及废气回收利用和净化的效果；进一步分析该污染源对大气污染的贡献和对居民健康可能造成的危害。

污染源可分为点源、面源和线源三种类型，不同的污染源调查方法也不相同。

（二）污染状况的监测

1. 采样点的选择

采样点的选择和布置与调查监测的目的和污染源的类型有关。一般有点源监测和区域性污染监测两种方式。

2. 采样时间

应结合气象条件的变化特征，尽量在污染物出现高、中、低浓度的时间内采集。

3. 监测指标

对点源进行监测时，选择所排放的主要污染物为监测指标。对一个区域进行监测时，

一般常用 SO_2、PM10、TSP 等。有条件时可增加 PM2.5、NO_2、CO、O_3、PAH 等，还可以选监测区域内的主要污染物。

4. 采样记录

采样时应做好记录，包括采样地点、采样时间、采气量、周围环境，以及大气状况和气象条件。

5. 监测结果的分析与评价

分别计算不同平均浓度的均值或中位数及标准差或95%可信限；分别比较各种平均浓度的最大值和最低值，并计算最大值的超标倍数；分别计算 1h 平均浓度和日平均浓度的超标率；比较各地区和各个时期的污染状态；计算大气环境质量指数，对环境质量进行综合评价。

（三）人群健康调查

根据不同的调查目的和大气质量资料，制订出具有针对性的调查计划，包括调查内容、现场要求、研究范围、调查对象、研究方法、测定指标、资料整理和分析方法等。如果人群调查研究工作涉及伦理学问题，应该在开展工作前获得所在机构或上级伦理委员会的批准。

1. 暴露评价

获得大气污染物暴露的手段很多，如：通过当地的大气监测数据、问卷调查、直接测定、个体暴露测定及生物材料监测等。每种方法都有各自的优缺点，因此在人群健康调查研究中常同时采用多种暴露评价方法。

2. 健康效应测定

健康效应测定的方法也很多，应注意所选方法或指标尽可能地简便易行，适应现场受检人数多、工作量大的特点。

3. 资料统计

可根据卫生统计学和流行病学的方法进行统计分析。根据资料的主要项目按不同地区分类进行统计，比较分析污染区与对照区之间有无显著性差异；要用相关、回归与多因素分析方法找出大气污染程度与居民健康（各项指标和疾病）调查结果之间的相关关系。当前，多因素分析除经典的逐步回归方法以外，常采用条件或非条件 Logistic 回归模型进行多因素分析，测出相关因素。在研究大气污染对健康的急性影响时，使用时间序列分析方法，把每日的环境监测资料（如大气颗粒物）和死亡（或医院住院）资料联系起来，这样就可监测该地区大气污染是否对健康构成危害。

五、雾霾对人群健康影响的监测

雾霾对健康影响的监测是一个长期、协同、综合性监测内容，涉及环保、气象等多部门及卫生部门内部的多专业（急性传染病、慢性非传染病、学校卫生等）。

首先，需要明确监测目的、监测范围和条件，监测条件部分需要界定监测城市和监测点的选择条件，如监测城市选择条件：城市已经建立较完善的居民死因、常见慢性病、重点传染病、恶性肿瘤发病等登记系统；城市已设立常规的国控/省控/市控环境监测点；能够与环保、气象部门建立长期的协作关系，并获取相关的环境、气象监测资料；参与监测工作的疾病预防控制机构具有相关专业人员和基本的测试仪器设备；等等。

其次，需要根据空气污染对人群健康影响的特点，确定监测内容，明确监测指标。监测内容主要包括历史资料（气象、环保、人口、死因、医院就诊、急救中心）收集，常规监测（PM2.5补充监测及成分分析、敏感人群队列监测、人群出行模式监测等）任务。

质量控制是监测工作的基石。为了监测工作的科学性和规范性及监测数据的可靠性，需要对监测工作进行全程质量控制，具体包括资料收集过程的质量控制、现场工作质量控制、雾霾采样综合质量控制、颗粒物采样（重量法）质量控制、健康问卷调查质量控制、人群健康体检和医学检查质量控制、实验室质量控制、检测人员及要求、检测方法的质量控制、分析过程质量控制、临床检验质量控制等。在此基础上进行数据分析及结果报告，规范数据录入、审核及报送要求，根据监测资料类型选择合适的统计方法（时间序列广义相加模型，COX比例风险模型、多元线性回归等）进行大气污染对人群健康影响的分析报告。

第三节　大气卫生防护、监督与管理

一、大气卫生防护措施

大气污染的程度受到能源结构、工业布局、交通管理、人口密度、地形、气象和植被等自然因素和社会因素的影响。因此，针对大气污染必须坚持综合防治的原则。

（一）规划措施

1. 合理安排工业布局，调整工业结构。
2. 完善城市绿化系统。
3. 加强居住区内局部污染源的管理。
卫生部门应与有关部门配合，对居住区内饭店、公共浴室的烟囱、废品堆放处及垃圾箱等可能污染室内外空气的污染源加强管理。

（二）工艺和防护措施

1. 改善能源结构，大力节约能耗。
2. 控制机动车尾气污染。
3. 改进生产工艺，减少废气排放。

二、大气卫生监督和管理

（一）预防性卫生监督

预防性卫生监督实施过程中，卫生部门应与有关部门密切配合，相互协作，通过审阅有关设计图纸，收集相关资料，以环境质量标准等为依据，对未来的大气环境质量进行预测，从而对设计方案进行监督，使整个规划符合卫生要求。

（二）经常性卫生监督

经常性卫生监督主要包括：环境监测、健康监测、建立危险品档案等。

（三）大气污染事故的调查和应急措施

1. 日常准备

平时应注意收集国内外有关危险化学品及其大气污染紧急事故方面的资料，建立危险化学品档案及事故处理工作网。

2. 现场措施

①调查和急救发生事故性污染时，应及时赶到现场，调查事故的原因、污染物种类、影响范围、暴露人群、受伤人数、病情及诊断、已经采取的措施及效果、尚须采取什么措施等，及时抢救伤员。

②控制污染源应尽可能地减少汽地污染源的废气排放量。

③保护高危人群当出现大气污染事件时，应劝告居民，尤其是老、弱、病、孕、幼人群应尽量在室内活动，关闭门窗，减少室外活动时间。

第六章　城市公共场所与城乡规划的卫生管理

公共场所是人类生活环境的组成部分之一，是在自然环境或人工环境的基础上，根据公众活动的需要，由人工建成的具有服务功能的封闭式或开放式公共建筑设施，供公众进行学习、工作、旅游、度假、娱乐、交流、交际、购物、美容等社会活动的临时性生活环境。它对广大群众来说是人工的生活环境，对从业人员来说则是劳动环境。可以说公共场所与人们的日常生活密切相关，因此，有必要确保公共场所拥有良好的卫生状况，以利于公众的身心健康。

第一节　公共场所的人群健康与卫生要求

一、概述

（一）公共场所的卫生学特点

公共场所卫生学特点主要有：一是人群密集，流动性大。公共场所在一定的空间和时间内接纳众多人群，不同性别、不同年龄、不同职业、不同身体状况的人员密切接触，给疾病传播提供了机会。二是设备及物品易被污染。由于公共场所的设备和物品供公众长期反复使用，极易造成致病微生物污染，如果不消毒或者消毒不彻底，可通过交叉污染危害人群健康。三是涉及面广。无论城乡，只要有人群居住的地方，都会有大小不一、数量不等、建筑各异及功能不同的公共场所，因而涉及面广。四是从业人员流动性大，素质参差不齐。随着社会经济的不断发展，公共场所类型和数量不断增加，从业人员数量也随之增加，这些人员素质参差不齐、流动性大，给卫生制度落实和监督工作的开展带来一定的困难。

（二）公共场所卫生的研究内容

公共场所卫生涉及环境卫生学的许多领域，包括大气卫生、饮用水卫生、室内空气卫生及噪声、采暖、采光、照明、公共用品污染等卫生问题。公共场所卫生就是研究自然或人为的各种公共场所存在的环境卫生问题，阐明其对公众健康产生的影响，制定公共场所卫生标准和卫生要求，改善公共场所卫生措施，预防和控制疾病，保障公众健康。

（三）公共场所的分类

目前，依法进行卫生监督的公共场所包括 7 类 28 种：第一类，住宿与交际场所（8种）：宾馆、饭店、旅店、招待所、车马店、咖啡馆、酒吧、茶座。第二类，洗浴与美容场所（3种）：公共浴室、理发店、美容店。第三类，文化娱乐场所（5种）：影剧院、录像厅（室）、游艺厅（室）、舞厅、音乐厅。第四类，体育与游乐场所（3种）：体育场（馆）、游泳场（馆）、公园。第五类，文化交流场所（4种）：展览馆、博物馆、美术馆、图书馆。第六类，购物场所（2种）：商场（店）、书店。第七类，就诊与交通场所（3种）：候诊室、候车（机、船）室、公共交通工具（汽车、火车、飞机和轮船）。

二、公共场所与人群健康

公共场所卫生工作的核心是创造良好、方便、舒适和卫生的环境，预防疾病，保障公众健康。公共场所属于生活环境，大多数具有围护结构，因而许多环境与居室、办公场所相似，室内空气污染是主要的卫生问题。室内空气污染可存在物理性、化学性、生物性及放射性因素。公共场所常见的危害健康事故主要包括：第一，因微小气候或空气质量不符合卫生标准所致的虚脱或休克。第二，饮水受到污染而发生介水传染病流行或水源性中毒。第三，放射性物质污染公共设施或场所造成的内照射或外照射健康损害。第四，公共用品用具、卫生设施被污染所致的传染性疾病。第五，意外事故造成的一氧化碳、氨气、氯气、消毒杀虫剂等中毒。

公共场所存在许多共性的环境问题，但不同场所因结构不同、功能不同，存在的环境因素也不尽一致，因而产生的健康问题可以多种多样。例如，住宿与交际场所常存在空调中不清洁空气引起的军团病、集中空调通风系统有可能造成病原微生物播散、餐具消毒不彻底及饮食和饮水不卫生所致的传染性疾病；洗浴和美容场所中公共用品用具污染引起的皮肤癣、化脓性球菌感染、阴道滴虫病、肠道传染病、寄生虫病和性病等的传播和流行；文化娱乐场所中因空气污染引起的呼吸系统疾病传播；体育与游乐场所因水质污染引起的脚癣、传染性软疣、流行性出血性眼结膜炎等传染病传播。因此，针对不同公共场所对人群健康的影响应采取相对应的措施。

三、公共场所的卫生要求

（一）公共场所的基本卫生要求

1. 选址、设计和装修要求

（1）选址的基本原则

合理的服务半径，地势高而不潮湿，环境安静幽雅，周围无较大污染源，交通便利，不影响周围居民的生活。

（2）平面布置的基本要求

布局和工艺流程合理，容量应与服务半径相适应，避免拥挤和人群过密频繁接触。

（3）内部结构的基本要求

包括进深、净高、采光、照明、通风和基本卫生设施等方面，应根据场所性质充分满足卫生标准要求。

（4）装修的基本要求

注意选用绿色环保、耐用、表面光滑、易于清洁的材料。

2. 基本卫生要求

（1）良好的环境

首先，地理位置要好，周围绿化美观大方，空气清洁新鲜，并有良好的采光及照明；其次，场所布置典雅、颜色协调，使人感到精神愉快、心旷神怡；最后，公共场所建筑物应美观大方，地面、墙壁、天花板、门窗等应使用便于清洗保洁、无毒无害的材料建造，以保证室内清洁、卫生。

（2）良好的微小气候

由于各类公共场所性质不同，设备条件和服务功能各异，所处地理位置也有极大差别，所以必须根据具体情况创造和改善微小气候。例如，在南方炎热季节，公共场所必须有完善的防暑降温和通风换气设备：相反，在北方的冬季，公共场所应有适当的防寒保暖和适宜的采暖措施。

（3）良好的空气质量

公共场所大多具有围护结构，有的密封性较强，因而保持良好的空气质量非常重要。空气中的新风量、二氧化碳、一氧化碳、可吸入颗粒物、细菌总数、甲醛等浓度都要符合相应公共场所卫生标准的要求，集中空调通风系统符合相关卫生规范和规定。

（4）器具、用具清洁卫生，各种卫生设施运转正常

无论是旅店业、洗浴业还是理发美容业及其他多种公共场所都要备足餐具、茶具、浴巾、面巾、床上用品、拖鞋及其他各种公共用品，由于这些用品反复使用，难免带有病原微生物，为保证公共场所内各种卫生设施运转正常，应常规维护和定期检测。

（5）从业人员必须健康体检并具备基本卫生知识

公共场所的各类从业人员直接为顾客服务，为防止交叉感染传播疾病，必须要求从业人员身体健康，这就要求进行就业前体检和定期体检。此外，由于公共场所从业人员又是直接从事卫生工作的人员，故应具备基本的卫生健康知识。

（二）公共场所集中空调卫生要求

1. 设置集中空调通风系统的公共场所，其室内温度、相对湿度、风速应满足公共场所卫生标准的要求。

2. 除公共场所外，其余设置集中空调通风系统的公共建筑，其室内温度、相对湿度、风速设计参数应满足《室内空气质量标准》的要求。

3. 设置集中空调通风系统的设计参数应满足《公共建筑集中空调通风系统卫生规范》。

第二节　公共场所的卫生监测、监督与要求

一、公共场所的卫生监测技术与方法

（一）各类公共场所卫生监测频次与样本量要求

1. 宾馆、饭店、旅店、招待所等场所

（1）空气卫生状况监测

①监测频次。空气质量监测为 1 d，上、下午各监测 1 次；经常性卫生监测为随机监测。

②监测样本量。客房数量≤100 间的场所，抽取客房数量的 3%～5% 进行监测；客房数量>100 间的住宿场所，抽取客房数量的 1%～3% 进行监测；且每个场所监测的客房数量不得少于两间，每间客房布 1 个监测点。

（2）饮用水卫生状况监测

①饮水监测按 GB5749-2022 执行。

②沐浴水监测频次随机监测。

③沐浴水监测样本量随机选择 5 间客房，各采集沐浴水样 500 mL。

2. 影剧院、音乐厅、录像厅（室）、游艺厅、歌舞厅等场所

（1）影剧院、音乐厅、录像厅（室）等空气卫生状况监测

①监测频次。空气质量监测在场所监测 1 d，在 1 d 中监测 1~2 场，每场开映前 10 min、开映后 10 min 和结束前 10 min 各监测 1 次；经常性卫生监测只随机监测 1 场，开映前 10 min、开映后 10 min 和结束前 10 min 各监测 1 次。

②监测样本量。座位数量<300 个的场所布置 1~2 个监测点，座位数量 300~500 个的场所布置 2~3 个监测点，座位数量 501~1000 个的场所布置 3~4 个监测点，座位数量>1000 个的场所布置 5 个监测点。

（2）游艺厅、歌舞厅等空气卫生状况监测

①监测频次。空气质量监测在场所监测 1 d，在 1 d 中营业的客流高峰和低峰时各监测 1 次；经常性卫生监测为随机监测。

②监测样本量。营业面积<50 m² 的场所布置 1 个监测点，营业面积 50~200 m² 的场所布置两个监测点，营业面积>200 m² 的场所布置 3~5 个监测点。

3. 公共浴室、游泳馆等场所

（1）空气卫生状况监测

①监测频次。经常性卫生监测在场所营业的客流高峰时段监测 1 次。

②监测样本量。营业面积<50 m² 的场所布置 1 个监测点，营业面积 50~200 m² 的场所布置两个监测点，营业面积>200 m² 的场所布置 3~5 个监测点。（注：场所营业面积应按不同功能，如：更衣室、休息室、浴室、游泳池等分别计算）。

（2）游泳池水卫生状况监测

①监测频次。人工游泳场所经常性卫生监测在场所营业的客流高峰时段监测。

②监测样本量。儿童泳池布置 1~2 个采样点，成人泳池面积≤1000 m² 的布置两个采样点，成人泳池面积>1000 m² 的布置 3 个采样点。

③样品采集。在泳池水面下 30 cm 处采集水样 500 mL。

（3）沐浴水卫生状况监测

①监测频次。经常性卫生监测为随机监测。

②监测样本量。随机选择 5 个淋浴喷头，各采集淋浴水样 500 mL；在沐浴池选择 3 个采样点，采集水面下 30 cm 处水样 500 mL。

4. 美容店、理（美）发店等场所

（1）空气卫生状况监测

①监测频次。空气质量监测为 1 d，在 1 d 的营业时间内监测 2~3 次；经常性卫生监测为随机监测。

②监测样本量。座（床）位数量<10 个的场所布置 1 个监测点，座（床）位数量 10~30 个的场所布置两个监测点，座（床）位数量>30 个的场所布置 3 个监测点。

5. 体育场（馆）空气卫生状况监测

①监测频次。经常性卫生监测为随机监测。

②监测样本量。观众座位数量<1000 个的场所布置两个监测点，座位数量 1000~5000 个的场所布置 3 个监测点，座位数量>5000 个的场所布置 5 个监测点。

6. 展览馆、博物馆、图书馆、美术馆、商场（店）、书店、候车（机、船）室、餐饮等场所

（1）空气卫生状况监测

①监测频次。经常性卫生监测为场所营业的客流高峰时段随机监测 1 次。

②监测样本量。营业面积<200 m² 的场所布置 1 个监测点，营业面积 200~1000 m² 的场所布置两个监测点，营业面积>1000 m² 的场所布置 3 个监测点。

（二）公共场所集中空调的卫生监测要求

各类公共场所内的集中空调通风系统卫生监测按国家卫生部《公共场所集中空调通风系统卫生学评价规范》中要求的频次与样本量进行。

1. 监测频次

开放式冷却塔每年在使用前和使用中分别进行 1 次卫生检测；风管系统等设备及部件应每两年进行 1 次卫生检测。

2. 监测样本量

抽样比例不应少于空气处理机组对应的风管系统总数量的 5%；不同类型的集中空调通风系统，每类至少抽 1 套；每套应选择 2~5 个代表性部位；空调水系统的冷却水、冷凝水和空调加湿用水分别不应少于 1 个部位。

（三）公共用品用具监测的样本量要求

公共用品用具的监测样本量按各类物品投入使用总数的 3%~5% 抽取。当某类用品用

具投入使用总数不足 30 件时，此类物品的采样数量至少应为 1 件。

（四）现场采样操作的质量控制

为了保证现场采样操作的质量，需要遵循以下质控要求：一是每次监测前应对现场监测人员进行工作培训，其内容包括监测目的、计划安排、监测技术的具体指导和要求、记录填写等，以确保工作质量。二是现场采样前，应详细阅读仪器的使用说明，熟悉仪器性能及适用范围，能正确使用监测仪器。三是每件仪器应定期进行检定，修理后的仪器应重新进行计量检定。每次连续监测前应对仪器进行常规检查。四是采样器的流量于每次采样之前进行流量校正。五是使用化学法现场采集样品时，应设空白对照，采平行样。六是微生物采样应无菌操作。采样用具，如：采样器皿、试管、广口瓶、剪子等，必须经灭菌处理，无菌保存。

（五）样品送检要求

1. 采样前或采样后应立即贴上标签，每件样品应标记清楚（如：名称、来源、数量、采样地点、采样人及采样年月日）。

2. 样品（特别是微生物样品）应尽快送实验室，为防止在运输过程中样品的损失或污染，存放样品的器具必须密封性好，小心运送。

二、公共场所的卫生监督与要求

公共场所的卫生监督是指卫生行政部门依照国家有关卫生法规的规定对公共场所进行的预防疾病、保证健康的卫生监督检查工作。公共场所的卫生监督分为预防性卫生监督和经常性卫生监督两大类。

（一）预防性卫生监督

公共场所的预防性卫生监督是指卫生行政部门对新建、改建和扩建公共场所的选址、设计和竣工验收实施的预防性卫生监督活动。通过对建筑项目进行环境卫生的预防性卫生监督，把影响人体健康的因素和可能出现的卫生问题消除在规划实施、项目设计过程中，它是卫生监督最积极、最有效的预防措施，并为公共场所的经常性卫生监督奠定工作基础。预防性卫生监督与建设项目同步进行，即在设计、施工、竣工验收三个阶段，进行公共场所预防性卫生监督。

1. 公共场所设计审查

凡受周围环境质量影响和有职业危害及对周围人群健康有影响的公共场所建设项目，

必须执行建设项目卫生评价报告书制度，在向卫生行政部门呈报告卫生审查申请书时，同时应提交以下相关材料：项目一般情况、建筑物地址的地理和周围环境状况、设计说明书及设计图纸、卫生专篇（根据建设工程的性质，从卫生学角度提供的包括设计依据、主要卫生问题、卫生设施、措施及其预防效果等的报告）及卫生行政部门要求提供的其他相关材料。在进行技术审查论证和综合分析后，卫生行政部门对审查同意的建设项目发给"建设项目卫生许可证"。

2. 施工监督

在工程建设过程中，卫生监督员应深入施工现场对卫生防护设施的施工情况进行监督。发现有违背原审定设计方案的行为，应该及时制止，责令按原定设计方案进行施工，必要时有权要求停止施工。

3. 建设竣工的卫生验收

公共场所建筑项目竣工进行试营业，卫生防护设施须同时投入运行使用，卫生行政部门应根据建设工程的性质和卫生标准进行审查和监测，对工程设计的卫生质量做出全面评价，写出卫生评价报告书，对于符合卫生要求的，卫生行政部门应向被监督单位发出"建设项目竣工卫生验收认可书"。该公共场所建筑可以交付使用。同时，可向卫生行政部门申请"卫生许可证"。

（二）经常性卫生监督

经常性卫生监督是指卫生行政部门对公共场所卫生有计划地进行定期或不定期检查、指导、监督和监测。主要有以下五个方面的工作：

1. 发放和核验"卫生许可证"

国家对公共场所实行卫生许可证管理。卫生许可证明是卫生行政部门在开业之前，依据经营者申请进行预防性卫生监督之后，认为所经营的项目符合卫生标准和要求而制发的卫生许可证明书。未取得卫生许可证的，不得营业。公共场所经营者申请卫生许可证应当提交下列材料：卫生许可证申请表、法定代表人或者负责人身份证明、公共场所地址方位示意图、平面图和卫生设施平面布局图、公共场所卫生检测或者评价报告、公共场所卫生管理制度；使用集中空调通风系统的，还应当提供集中空调通风系统卫生检测或者评价报告。县级以上地方人民政府卫生行政部门应当自受理公共场所卫生许可申请之日起 20 日内，对申报材料进行审查，对现场进行审核，符合规定条件的，做出准予公共场所卫生许可的决定；对不符合规定条件的，做出不予行政许可的决定并书面说明理由。公共场所卫生许可证有效期限为 4 年，每两年复核 1 次。变更经营项目、经营场所地址的，应重新申请卫生许可证。对已经开业需要复核卫生许可证的，如有不合格者，卫生行政部门应给予技术指导并限期改进或者停业整顿。对在短期内无法改进或者拒不改进者，停发"卫生许可证"，已有工商营业执照的，可通知工商部门吊销其营业执照。公共场所许可证应当在经营场所醒目位置公示。

2. 开展公共场所健康危害因素监测

县级以上人民政府卫生行政部门组织县级以上疾病预防控制机构承担对公共场所的健康危害因素进行监测、分析任务，为制定法律法规、卫生标准和实施监督管理提供科学依据。

3. 实施量化分级管理

卫生行政部门应当根据卫生监督量化评价的结果确定公共场所的卫生信誉度等级和日常监督频次、信誉度等级分为 A、B、C、D 四等，A 等每年监测 1 次，B 等每年监测 2 次，C 等每年监测 3 次，D 等属于不符合卫生要求的公共场所，应限期改进或停业整顿，以此促进公共场所自身卫生管理，增强卫生监督信息透明度。公共场所卫生信誉度等级应当在公共场所醒目位置公示。

4. 处理危害健康事故

卫生行政部门对发生的公共场所危害健康事故，可以依法采取封闭场所、封闭相关物品等临时控制措施。经检验，属于被污染的场所、物品，应当进行消毒或者销毁；对未被污染的场所、物品或者经消毒后可以使用的物品，应当解除控制措施。

5. 对公共场所卫生问题的处罚

卫生行政部门采取现场卫生监测、采样、查阅和复制文件、询问等方式，检查和监督各公共场所执行《城市市容和环境卫生条例》（2017 版）的情况，对违反《城市市容和环境卫生条例》（2017 版）的经营者依据《国家卫生城市考评细则》（2020 版）进行处罚。出现下列情况的，根据情节轻重，分别给予警告、罚款、停业整顿、吊销卫生许可证的处罚。①未依法取得公共场所卫生许可证而擅自营业或未办理公共场所卫生许可证但符合手续的；②未对公共场所进行卫生检测，未对顾客用品用具进行清洗、消毒、保洁，或者重复使用一次性用品用具的；③未建立卫生管理制度、设立卫生管理部门或者配备专（兼）职卫生管理人员，或者未建立卫生管理档案；④未组织从业人员进行相关卫生法律知识和公共场所卫生知识培训，或者安排未经相关卫生法律知识和公共场所卫生知识培训考核的从业人员上岗；或安排未获得有效监控合格证明的从业人员从事直接为顾客服务的工作；⑤未设置与其经营规模、项目相适应的卫生设施，或擅自停业停止使用、拆除卫生设施设备或者挪作他用；或未配备预防控制鼠、蚊、蝇、蟑螂和其他病媒生物的设施设备及废弃物存放专用设施设备，或者擅自停止使用、拆除预防控制鼠、蚊、蝇、蟑螂和其他病媒生物的设施设备及废弃物存放专用设施设备；⑥未索取公共卫生用品检验合格证明和其他相关资料；⑦未对公共场所新建、改进、扩建项目办理预防性卫生审查手续；⑧公共场所集中空调通风系统未经卫生检测或者评价不合格而投入使用；⑨未公示公共场所卫生许可证、卫生检测结果和卫生信誉度等级；⑩对发生的危害健康的事故未立即采取处理措施，导致危害扩大，或者隐瞒、缓报、谎报等，构成犯罪的，依法追究刑事责任。经营者违反其他卫生法律、行政法规规定，应当给予行政处罚的，按照有关卫生法律、行政法规规定进行处罚。同时，卫生行政部门及其工作人员玩忽职守、滥用职权、收取贿赂的，由有关部门对单位负责人、直接负责的主管部门人员和其他人员依法给予行政处分；构成犯罪的，依法追究刑事责任。

第三节 住宅卫生防护措施和监督管理

一、住宅的卫生学意义和要求

住宅是人们生活环境的重要组成部分，是人们为了充分利用自然环境的有利作用和防止其不良影响而创造的日常生活居住环境。住宅卫生状况的好坏与人体健康有着密切的关系。随着时代的发展，人们生活水平的提高和生活方式的改变，人们在室内生活的时间越来越长，住宅的建设和设计也发生了翻天覆地的变化，住宅卫生学本身也在不断发展。

（一）住宅的卫生学意义

住宅是人们活动的室内环境，在人的一生中有 2/3 以上的时间是在住宅室内度过，近年来，随着知识经济发展和网络信息技术的普及，在住宅中办公的现象日趋普遍。因此，住宅卫生的意义也发生了巨大的变化，住宅的环境已影响到人们生活、居住、学习、工作等各个方面。

住宅环境分室内环境和室外环境。安静整洁、明亮宽敞、小气候适宜的良好住宅环境对机体是一种良性刺激，从而使人们精神焕发，达到增强体质、延长寿命的作用；反之，拥挤、寒冷、炎热、潮湿、阴暗、空气污浊、有噪声、含有病原体或有毒有害物质等的不良住宅环境，对机体是一种恶性刺激，使人们情绪恶化，生活质量和工作效率下降，患病率和死亡率增高。

住宅环境因素包括小气候、日照、采光、噪声、绿化和空气清洁状况等。住宅环境对健康的影响具有长期性和复杂性。一般情况下，住宅内单一污染物的室内浓度并不太高，不易在较短的时间内对健康产生影响，因而其影响往往表现为慢性、潜在性和功能上的不良影响。加之，住宅内往往同时存在各种各样的环境因素（物理性、化学性、生物性和放射性），它们常常是联合作用于人体，因而它们之间的关系及其与居民健康间的关系是十分复杂的。

（二）住宅的基本卫生要求

为了保证住宅室内具有良好的居住和家庭生活条件，为人们的生活、学习、工作提供良好条件，保护和提高机体各系统的正常功能，防止疾病传播，在住宅建筑上应采取各种措施满足各项基本卫生要求：

1. 小气候适宜

内有适宜的小气候，冬暖夏凉，干燥，防止潮湿，必要时应有通风、采暖、防寒、隔热等设备。

2. 采光照明良好

白天充分利用阳光采光，晚间照明适当。

3. 空气清洁卫生

应避免室内外各种污染源对室内空气的污染，冬季室内也应有适当的换气。

4. 卫生设施齐全

应有上、下水道和其他卫生设施，以保持室内清洁。

5. 环境安静整洁

应保证休息、睡眠、学习和工作。

二、住宅设计卫生要求

据统计，人的一生有 2/3 的时间是在室内度过的，而居住条件的好坏，与人们的健康又有着密切的关系，对此，卫生学专家从住宅的平面配置、卫生规模及日照、采光、照明等各个方面提出了现代化住宅的基本卫生要求。

（一）住宅的平面配置

住宅的平面配置主要包括住宅的朝向、住宅群中相邻之间的距离、住宅内部各户之间及一户之中各类房间的配置等，在住宅平面配置中要注意贯彻住宅的卫生标准和要求。

1. 住宅的朝向

住宅的朝向是指住宅建筑物主室窗户所面对的方向，它对室内的日照、采光、通风、小气候和空气清洁程度等都能产生影响。因此，应根据当地各季节的太阳高度、日照时数、各季节的风向频率和风速，以及地理环境和建筑用地等情况，选择住宅的最佳朝向。从日照和得到太阳辐射热量来看，我国绝大部分地区在北纬45°以南，住宅最适宜的朝向是南北向设计，使居室能满足在冬季得到尽量多的日照、夏季能避免过多的日照和有利于自然通风的要求。

2. 住宅的间距

住宅的间距是指在满足日照要求的基础上，综合考虑采光、通风、消防、防灾、管线埋设、视觉卫生等，要求前后相邻的两排建筑物之间应保持的最小间隔距离，根据日照的卫生要求确定两栋住宅的间距要随纬度、住宅朝向、建筑物高度和长度及建筑用地的地形等因素而决定。据夏季通风的需要来确定间距时，主要应考虑住宅中的主室面向炎热季节的主导风向。当建筑物长轴与主导风向垂直时通风量最大，也可允许房屋的长轴与主导风向成不小于30°的角。在住宅群建筑区使建筑物长轴与主导风向成60°角时，在相同间距情况下，要比建筑物长轴与主导风向垂直更有利于对其下风向的建筑物通风。

（二）居室的卫生规模

居室是住宅中的上室，居室的卫生规模是指根据卫生要求提出的住宅居室面积、净高、进深和容积等应有的规模。居室包括住宅中的卧室、起居室和书房（工作室）等。

1. 居室面积

为了保证居室内空气清洁、放置必要的家具、有足够的活动范围、避免过分拥挤和减少传染病的传播机会，每人在居室中应有一定的面积。根据每人平均所占有的居室容积和居室净高，可计算出每人应有的居住面积。

2. 居室净高

居室净高是指室内地板到天花板之间的高度，在房间面积相同的情况下，居室净高越高，居室容积就越大，越有利于采光、通风和改善室内小气候。随着住宅层数的提高，总的趋势是适当地降低净高，因降低净高可以降低住宅的造价以换取更多的居住面积。居室净高一般在南方炎热地区应当高些，在北方寒冷地区可以低些。但净高过低时，会使人产生压抑感，而且不利于通风换气和散热。由于我国青少年的身高有不断增加的趋势，故居室净高不宜过低。

3. 居室进深

居室进深是指开设窗户的外墙内表面至对面墙壁内表面的距离。居室进深与室内日照、采光、通风和换气有关。居室进深大，远离外墙处的室内空气滞留，换气困难。一般居室进深与居室宽度之比不宜大于 2：1，以 3：2 较为适宜。居室进深与地板至窗上缘高度之比称室深系数，室深系数在一侧采光的居室不应超过 2~2.5，在两侧采光的居室不应超过 4~5。

4. 居室容积

居室容积是指每个居住者所占有居室的空间容积。居室容积的大小与居住者的生活方便、舒适，以及室内小气候和空气清洁度有关，因此，它是评定住宅生状况的重要指标之一。

（三）住室的日照、采光和照明

1. 室内日照

室内日照是指通过门窗进入室内的直接阳光照射。阳光的照射可增强机体的免疫力、组织再生能力和新陈代谢，促进机体发育，并使人有舒适感、精神振奋、心情舒畅，从而提高劳动能力。阳光中紫外线有抗佝偻病和杀菌作用。一层清洁的玻璃窗可透过波长 318~320 nm 的紫外线，但 60%~65% 的紫外线被玻璃反射和吸收。同时随着阳光射入室内深度的加大，紫外线量逐渐减少，距窗口 4 m 处仅为室外紫外线的 1/60~1/50，但这样的直射光和散射光仍有一定杀菌和抗佝偻病的作用。

2. 采光和照明

阳光和人工光源光谱中的可视部分（400~760 nm）通过视觉器官刺激大脑皮层，影响其兴奋和抑制过程，从而保持正常的生理活动和觉醒状态的周期变化。合理的采光和照明，对机体的生理状况有良好作用，使视功能和神经系统处于舒适状态；反之，对全身生理状态会造成不良影响，如：身体疲劳、近视等。在室内自然采光状况下，自然照度至少需要 75 lx；投射角不应小于 27°；开角不应小于 4°；采光系数主室内最低值不应低于 1.0%，楼梯间不应低于 0.5%。

三、室内小气候与室内空气污染对健康的影响

室内小气候主要是由气温、气湿、气流和热辐射（周围墙壁等物体表面温度）这四个气象因素组成。它们同时存在并综合作用于人体，对人体健康产生重要影响。良好的小气候是维持机体热平衡，使体温调节处于正常状态的必要条件；相反，若长期处于不良小气候中会影响人体体温调节，使机体抵抗力下降，从而引发疾病。

（一）室内小气候对人体健康的影响

室内小气候又称室内微小气候。它是指住宅的室内由于屋顶、地板、门窗和墙壁等围护结构及室内的人工空气调节设备等的综合作用，形成了与室外不同的室内气候。

1. 室内小气候对人体健康的影响

室内小气候的直接作用是影响人体的体温调节。人体在代谢过程中产生热，同时也不断地通过传导、对流、辐射和蒸发等方式与外界环境进行热交换来达到热平衡。

室内小气候是经常不断变动的，在一定范围内，机体可以通过体温调节来增减产热量和散热量，以达到机体内部温度的恒定。人体对产热和散热的调节根据其机制又可分为生理性体温调节和行为性体温调节两大类。生理性体温调节是指机体具有将体内温度稳定在 $37℃±0.2℃$ 的狭小范围内的能力。行为性体温调节是通过体外调节来改变外环境对机体生理的应激作用，经常采用的方式有穿衣或应用各种通风采暖设施，从而使体温调节维持在正常范围。机体在正常状态时，上述两种体温调节方式同时起作用。

2. 室内小气候的卫生要求

为了保证大多数居民机体的热平衡，有良好的温热感觉，各项生理指标在正常范围以内，以及有正常的学习、工作、休息和睡眠效率等，小气候的各个因素必须在时间、空间上保持相对稳定。

由于各地区的气候条件、居住条件（建筑结构、通风和采暖方式等）、生活习惯（服装、饮食、起居习惯等）等各有不同，居民对气候也有不同程度的适应力。在制定小气候卫生标准时，要研究影响室内小气候和机体适应能力的各种因素。气温变化既是影响体温调节的主要因素，又较易受外界气象因素的影响，所以制定室内小气候标准应以气温为主。

（二）室内空气污染对健康的影响

"室内"主要指住宅居室内部环境，但从广义上已经包括了室内办公场所和各种室内公共场所。近几十年来，室内空气质量一直是国内外学者极为关注的环境卫生问题之一，主要有三个原因：第一，室内环境是人们接触最密切的环境之一，室内空气质量的优劣直接关系到每个人的健康，尤其是老、弱、病、残、幼、孕等人群。第二，室内污染物的来源和种类越来越多，随着经济、生活和生产水平的不断提高，室内用的化学品和新型建筑材料等的种类和数量比以往明显增多。第三，建筑物密闭程度增加，使室内污染不易排出，增加了室内人群与污染物的接触机会。

1. 室内空气污染的来源

室内空气污染的来源很多，根据污染物形成的原因和进入室内的途径，可将室内空气主要污染源分为室外来源和室内来源。

（1）室外来源

这类污染物主要存在于室外或其他室内环境中，但可以通过门、窗孔隙或其他管道的缝隙等途径进入室内，具体来源如下：

①室外空气。来自工业企业、交通运输及住宅周围的各种小锅炉的污染，如：二氧化硫、氮氧化物、一氧化碳、铅、颗粒物等；另外，还有植物花粉、孢子、动物毛屑、昆虫鳞片等变应原物质；都可以通过机械通风系统和自然通风渗入室内空气中。

②人为带入室内。人们每天进出居室，很容易将室外或工作环境中的污染物带入室内。这类污染物主要有大气颗粒物和工作环境中的苯、铅、石棉等。

③相邻住宅污染。从邻居家排烟道进入室内的有害毒物或熏蒸杀虫剂等。这类污染物主要有一氧化碳、磷化氢等。

④生活用水污染。受到致病菌或化学污染物污染的生活用水，通过淋浴器、空气加湿器、空调机等，以水雾的形式喷入到室内空气中。这类污染物主要有军团菌、苯和机油等。

（2）室内来源

①室内燃烧或加热。主要指各种燃料的燃烧，以及烹调时食油和食物加热后的产物。这一类污染物主要有二氧化硫、氮氧化物、一氧化碳、二氧化碳等。

②室内人的活动。人体排出大量代谢废弃物及谈话时喷出的飞沫等都是室内空气污染物的来源。这一类污染物主要有呼出的二氧化碳、水蒸气、氨类化合物等内源性气态物，以及外来物或外来物在体内代谢后的产物可能含有一氧化碳、甲醇、乙醇、苯、甲苯、苯胺、二硫化碳、二甲胺乙醚、氯仿、硫化氢、砷化氢、甲醛等。呼吸道传染病患者和带菌（毒）者都可将流感病毒、SARS 病毒、结核杆菌、链球菌等病原体随飞沫喷出污染室内空气。

③室内建筑装饰材料。建筑装饰材料是目前造成室内空气污染的主要来源，如：油漆、涂料、胶合板、刨花板、泡沫填料、塑料贴面等材料中均含有甲醛、苯、甲苯、乙醇、氯仿等挥发性有机物；建筑材料砖块、石板等本身成分中含有镭、钍等氡的母体元素较高时，室内氡的浓度会明显增高。这些污染物的致癌性越来越为人们所关注。

④室内生物性污染。由于居室密闭性好，室内小气候稳定，温度适宜，湿度大，通风差，为真菌和尘螨等生物性变态反应原提供了良好的滋生环境。螨是家庭室内传播疾病的重要媒介之一，常隐藏在床铺、家具和地毯等处。这些生物性变态反应原可引起人的过敏

性反应，还能作用于生物性有机物，产生很多有害气体，如：二氧化碳、氨、硫化氢等。

⑤家用电器。近年来，电视机、组合音响、微波炉、电热毯、空调机等多种家用电器进入室内，由此产生的空气污染、噪声污染、电磁波及静电干扰给人们的身体健康带来不可忽视的影响，已引起国内外学者的关注。

室内空气污染物的浓度受污染物的产生量和降解量、排向室外的量和室外污染物进入量所制约，可用下列公式表示：室内空气污染物聚积量=室外进入量+室内产生量−室内降解消除量−排出室外量。

2. 室内空气主要污染物的种类、来源及危害

室内空气污染物的种类很多，包括化学性、物理性、生物性和放射性四大类。这四大类污染物往往相互有关、共同存在。

（三）居室空气清洁度的评价指标及其相应的卫生措施

1. 评价居室空气清洁度常用的评价指标

室内空气中污染物的种类很多，因此评价居室空气清洁度的指标也非常多，如：微生物和悬浮颗粒、二氧化碳、一氧化碳、二氧化硫等。

（1）微生物和悬浮颗粒

室内空气中微生物（细菌、病毒等）的主要来源是人们在室内的生活活动。特别是室内有细菌或病毒感染者时，这些致病微生物随飞沫和悬浮颗粒物飞扬于空气中。其在室内空气湿度大、通风不良、阳光不足的情况下，可在空气中保持较长的生存时间和致病性。因此，应该对室内微生物和悬浮颗粒物的污染程度定出数量上的限制。

室内可吸入颗粒物浓度与房间结构、卫生条件、通风方式、居住人口多少和居住者的活动情况有关，同时还与室内外的风速和湿度有关。

（2）二氧化碳

室内空气中二氧化碳的含量是用作评价空气清洁度的一个重要指标。室内 CO_2 主要来自人的呼吸和燃料的燃烧，空气中 CO_2 浓度达到 0.07%时，敏感的居民已有不适之感。据此，居室中二氧化碳浓度的卫生学要求不应超过 0.07%，即不应超过 0.7 L/m^3。

（3）一氧化碳

在用煤炉或煤气灶烹饪及人们在室内吸烟时，室内 CO 浓度常高于室外。

（4）二氧化硫

室内用煤炉或煤气灶取暖或烹饪时，室内二氧化硫浓度常高于室外。二氧化硫与水结合形成亚硫酸，并可氧化成硫酸，刺激眼和鼻黏膜，并具有腐蚀性，二氧化硫在组织液中

的溶解度高，吸入空气中的二氧化硫很快会在上呼吸道溶解，造成呼吸道黏膜损伤。

2. 保持居室空气清洁度的卫生措施

居室空气中污染物的来源很多，保证居室空气清洁的措施应从多方面考虑，除了立法机构、政府各部门和企业共同努力防治室内外各种空气污染外，还要针对住宅卫生要求考虑以下六个主要方面：

（1）建筑材料和装饰材料

应选择符合《室内装饰装修材料有害物质限量》国家标准的装饰装修材料，如：不散发有害物质、不易沾上尘埃和易于清洗的材料。为了减少室内积尘和尘螨，在室内尽可能避免使用毛制的地毯或挂毯等装饰品。

（2）住宅的地段

应选择在大气清洁、日照通风良好、周围环境无各种污染源、有绿化地带与闹市、工业区和交通要道隔离的地段内。

（3）合理的住宅平面配置

住宅的平面配置要防止厨房产生的煤烟和烹调油烟吹入居室；防止厕所的不良气味进入起居室；避免各室间互相干扰；等等。住宅内各室的容积、室高、面积应足够；朝向要合乎卫生要求，有利于日照、采光和通风换气。

（4）采用改善空气质量的措施

有条件的地区，厨房应使用煤气或电热烹饪设施；厨房应安装排气扇或排油烟机。改变烹调习惯，减少油炸、油煎，烹调时减低用油温度减少油烟逸散。提倡不吸烟，禁止室内吸烟。坚持合理的清扫制度，养成清洁卫生的习惯。

（5）合理使用和保养各种设施

对空调、排油烟机等各种卫生设施都要定期清洗、及时维修，以保证其效率，保证清洁空气循环进入室内，使室内空气接近室外大气的正常组成。

（6）加强卫生教育

加强卫生宣传教育和健全卫生法制。

四、住宅卫生防护措施和监督

（一）住宅卫生防护措施

1. 住宅设计中的主要卫生防护措施

为了可以使住宅有较好的防寒、防暑、隔热、隔潮和隔声等性能，使室内免受或减轻外界不良的气候条件和噪声等的影响，在住宅设计中应采用符合卫生要求的建筑材料和合理的构筑方式来筑成围护结构。建筑物的围护结构是建筑物的墙壁、屋顶、门窗、地板等的总称。

（1）遮阳与采暖

遮阳能避免室内过热，避免产生眩光，也有防雨侵入室内的作用，遮阳措施应能最大限度地挡住夏季的直射阳光，但室内同时应有足够且分布均匀的照度，而且应尽量少影响通风。遮阳的措施很多，主要有两类：①绿化遮阳，即建筑物利用爬墙或攀架植物作为遮阳物，并借植物蒸发等作用减少太阳照射于墙面的辐射热。②结合建筑设置各种遮阳物，如：我国各地有不同形式的固定式出檐、悬挂式的遮阳竹帘、百叶板、百叶窗等都有良好的遮阳效果。

（2）保温与隔热

建筑材料的导热性越低，建筑物的保温与隔热性能越好，越有利于住宅的防寒和防暑。因此，应尽可能选择导热系数较小（即导热性较低）的建筑材料，在冬季寒冷地区，如当地的建筑材料导热系数过大，可考虑加大围护结构的厚度。在夏季炎热地区，则不宜加厚围护结构，而必须采用导热系数小的建筑材料或在围护结构中间用导热性小的充填层或构成中空的空气层，以加大其热阻值。

（3）通风换气

室内外空气不断地进行交换即居室的通风或换气。一般住宅应首先考虑充分利用自然通风。如建筑密度过高或难以利用主导风向时可采用机械通风。

（4）噪声控制

控制住宅噪声的根本性措施在于居住区要与工业区、商业区、交通干线、机场、火车站隔离。住宅在建筑上要在选用的材料、隔墙及门窗的厚度和构造等方面采取有效措施。

2. 住宅装饰中的主要卫生防护措施

住宅装饰中主要的卫生防护措施分三个方面：一是材料选择，要注意选用甲醛及其他VOCs、氡及其子体等含量少或无的装饰材料及不含铅等其他有害物的材料，应选用耐用和表面光滑易于清洁的材料。严格执行国家《室内装饰装修材料有害物质限量》标准，督促生产厂家改进工艺，生产出合格的对居民健康无害的产品。二是减少释放，如：某些有氡及其子体的装饰材料表面可涂上涂料，以防止或减少其释放，含甲醛及其他VOCs的装饰材料可选用已在室外放置过一段时间的产品，使进入室内后减少其释放量。三是加强排出，即应用通风换气措施，以便有效地及时排出其中的有害物。

（二）住宅的卫生监督

1. 预防性卫生监督

住宅选址及设计图纸除了当地建设部门审查外，应经卫生部门审查，对住宅的地段选择、平面配置、卫生规模、采光照明、围护结构的保温隔热性能、遮阳、通风、采暖、隔声、防潮、供水排水、室内装饰等设计项目，根据国家和地方颁布的有关卫生标准、条例或卫生要求，逐项进行审查，评价其是否符合要求，并针对存在的问题要求设计部门修改设计图纸。修改后的设计资料经卫生机构认可后才能进行施工。住宅完工后卫生部门应参加竣工验收，并对未按批准图纸施工的部分要求限期改正。卫生主管部门应根据有关规定与当地住宅建设、设计、施工等部门建起经常性联系，以便及时进行住宅的卫生审查工作。

2. 经常性卫生监督

在住宅使用过程中，卫生主管部门应选择不同类型住宅，进行卫生学调查，评价平面配置是否适当，使用是否方便，各类空气质量能否达标，居室小气候是否符合卫生要求，隔声与防潮措施效果能否达标，室内供水的质量是否良好，排水和污物处理是否通畅可行，所用建材和装饰材料是否符合卫生要求，等等。对住户使用不当造成的卫生质量下降，应对住户进行指导，以便改善。对设计不当造成的卫生缺陷，应与住宅主管部门联系，给予适当改造或补充必要的设施。对设计上存在的普遍问题，应在今后设计工作中改进。对使用中证实为优秀的设计方案和好的管理措施，应大力推广。

第四节　城市规划卫生的原则与意义

一、城镇规划卫生

城镇化是人类生产、生活方式由农耕文化向工业文明转变，由乡村型向城市型转化的必然过程。我国相关政策规定，县及县以上机关所在地，或常住人口在 2000 人以上，10 万人以下，其中非农业人口占 50% 以上的居民点，都是城镇。当前，世界城镇化水平已超过 50%，有一半以上的人口居住在城市。

城镇规划卫生是城镇规划和环境科学中的重要组成部分，卫生部门从保持城镇自然生态平衡，保护居民身心健康，为居民创造美丽舒适、有益健康的生活居住环境的目的出发，结合当地自然条件、经济水平、居民健康状况、城镇性质和规模，对新建、改造或扩建的城镇总体规划和建设规划进行卫生审查的一种预防性卫生监督工作。

（一）人居环境

人居环境包括城市、集镇和村庄，是人类聚居、生活的环境，也是人类文明发展到一定阶段的产物。

聚居是人类生存的需要，为了实现聚居，一要有"避风雨、御寒暑"的庇护所，二要有适宜群居生活的聚居地，在满足生存的基础上还应追求自然环境和人文环境的完美结合。人居环境可分为五大系统：

1. 自然系统

指气候、水、土地、植物、动物、地理、资源等，是聚居生产并发挥功能的基础。

2. 人类系统

指人在人居环境中与自然相联系，进行社会活动，人创造人居环境，人居环境又对人产生影响。

3. 社会系统

指公共管理和法律、社会关系、人口趋势、文化特征、经济发展、卫生服务和福利等。

4. 居住系统

指住宅、社会设施、城市中心等。

5. 支撑系统

为人类活动提供支持、服务于聚落并将聚落联为整体的所有人工和自然的联系系统、技术支持保障系统，如：公共卫生设施系统、交通通信系统、物质环境规划等。

（二）城镇规划卫生

城镇规划卫生应考虑与自然的生态平衡、人居环境的改善和提高、社会生态的合理和生存环境的相互适应，促使城镇生态环境向着良好循环发展，创造既满足居民生理、心理、社会、人文等多层次的需求，又安全、便捷、舒适、健康的人居环境，达到预防疾病、增进人民身心健康、延长寿命、提高生活质量的目的。

人与自然和谐共处的人居环境需要科学的城镇规划来实现。根据人居环境建设的目标要求，城镇规划要遵循人居环境建设的基本原则，注重社会、经济、人口、资源、环境的相互协调发展，注重历史和文化的传承，使文化、生态、环境三者有机地结合起来。

二、城市问题及发展

（一）城市问题

城市（在我国指国家按行政建制设的直辖市、市、镇）是国民经济、居民文化和居民生活等各种成分的复杂综合体，概括地说，城市是政治、经济、文化、交通、人们交往和生活的中心。

城市生态系统是在城市区域内，由生物群落及其生存环境共同组成的动态系统。在城市生态系统中，生产者已从绿色植物转化为人类，消费者也是人类，而分解者组分的稀缺及部分代替分解者职能的处理设施的不足，使得城市运转过程中产生的废物难以像在自然生态系统中那样得到有效的分解。城市生态系统物质和能量流通量大、运转快，又高度开放，加上人口、文化、信息、建筑、交通等高度密集，使人工控制和人为作用对城市生态系统的存在与发展起着决定性的作用。所以，城市生态系统的特征是稀缺性与聚集性共存。

人口密集使城市资源和环境面临着巨大的压力，环境污染、住房拥挤、交通堵塞、水源短缺、空气污浊、土地紧张等成为全球面临的城市问题。

（二）城市人口发展规模

城市的人口发展规模，主要取决于城市的性质和构成城市的基本部门的发展计划。按照劳动力结构可将城市总人口分为基本人口、服务人口、被抚养人口、流动人口四部分。基本人口：工业、建筑业、对外交通运输业、非市属机关、旅游业、科研机构的职工和高等院校师生员工等的人口总数服务人口；为本市服务的行政机关、商业、文教卫生、市政公用事业等单位的职工总人数；被抚养人口：依靠家庭或社会赡养的人口数；流动人口：旅游、公务、打工等临时参与城市活动的人口。

考虑城市的性质和公共服务设施的发展水平及就业条件，并参考人口现状调查资料，确定基本人口所占的百分比后即可推算出规划期的城市人口发展规模。人口发展规模是城市规划的一项重要基础指标。有学者依据目前我国人口规模现状，提出了划分大中小城市的新标准：市区常住人口1000万以上为巨大城市；300~1000万以上为特大城市；100~300万以上为大城市；50~100万为中等城市；50万以下为小城市。

(三) 城市功能分区

1. 城市功能分区的原则

城市总体规划应将各种用地按功能要求在城市中加以分区和合理安排，使之配置合理；从而最大限度地消除和防止环境污染对人类健康的影响，这称为城市的功能分区，城市功能分区从卫生学角度应考虑下列原则：

①城市一般设居住区、工业区、对外交通运输和仓库区、郊区。根据具体情况还可设文教区、高科技区、风景游览区、金融贸易区等，各功能区应结合自然条件和功能特点合理配置，避免相互交叉干扰和混杂分布。

②居住用地应选择城市中卫生条件最好的地段。

③工业用地应按当地主导风向配置在生活居住用地的下风侧、河流的下游。工业用地与生活居住用地之间应保持适当距离，中间配置绿化防护带。

④保证在到达规划期时，各功能分区仍有进一步扩展的余地，并保证城市各部分用地能协调发展。

2. 城市各功能分区的卫生学要求

(1) 居住区

居住区是人类生活居住的地方，其环境质量的优劣直接影响到居民的健康。应选择城市中日照度好、风景优美、环境宁静和清洁的地段作为居住区用地。居住区必须有足够的面积，使建筑密度和人口密度不致过高，并保证有充足的绿地。城市中一般可设若干个居住区，各个居住区的人口规模在 5 万左右。可利用地形、河流或干道，将各个居住区隔开。每个居住区内应配置成套的文化、教育、商业等生活服务设施。在居住区规划中有几个技术指标，对评价居住区环境质量具有重要意义。

①建筑容积率。指建筑物地面以上各层建筑面积的总和与建筑基地面积的比值。

②人均居住面积定额。指平均每人所占卧室、起居室等的面积和居住面积，定额直接影响人们生活居住的卫生条件。

③居住建筑密度。指居住建筑基底面积与居住建筑用地面积的比值。如果居住建筑密度过高，则院落空地相对减少，影响绿化和居民室外休息场地，房屋的间距、日照、通风也将不能保证。

④居住区人口密度每公顷居住用地容纳的规划人口数量，称为人口毛密度。每公顷住宅用地上容纳的规划人口数，称为人口净密度。

从卫生学角度出发，城市规划应采用较低的人口净密度。因为人口净密度增高，则人均居住建筑用地面积和居住面积减少,人群密集,接触频繁,使传染病易于流行;且建筑密度提高后,室外空地减少,影响住宅的通风和日照。

(2) 工业区

工业区的规划布局,直接影响城市环境质量。根据城市规模、工业企业的数量和性质,城市内可设一个或几个工业区。工业区与居住区之间,应根据国家有关卫生标准设置卫生防护距离。卫生防护距离是指产生有害因素的车间或工段的边界至居住区边界的最小距离。卫生防护距离范围内应尽量绿化,也可设置消防站、车库、浴室等非居住性建筑物,但不得修建公园、体育场、学校和住宅建筑。

(3) 对外交通运输和仓库区

在城市总体规划中,应尽量减轻对外交通运输设施对城市环境的影响。

(4) 郊区

城市郊区包括市辖郊县、卫星城镇等。郊区规划对提高城市环境质量有很大意义。

(四) 城市绿化

城市绿化是在城市中栽种植物和利用自然条件以改善城市生态、保护环境、为居民提供游憩场地和美化城市景观的活动。

1. 城市绿地系统的组成

城市绿地系统是城市中各种类型和规模的绿化用地组成的整体。其分为:

(1) 公园绿地

指向公众开放,以游憩为主要功能,兼具生态、美化、防灾等作用的绿地。

(2) 生产绿地

为城市绿化提供苗木、花草、种子的苗圃、花圃、草圃等生产园地。

(3) 各类防护带绿地

城市中具有卫生、隔离和安全防护功能的林带及绿化用地。

(4) 附属绿地

城市建设用地中除公园绿地、生产绿地、防护绿地之外的各类用地中的附属绿化用地。

(5) 其他绿地

对城市生态环境质量、居民休闲生活、城市景观和生物多样性保护有直接影响的绿地。

2. 城市绿地的布置

城市绿地系统规划布局的总体目标是保持城市生态系统的平衡,满足城市居民的户外游憩需求，满足卫生和安全防护、防灾、城市景观要求。它的结构和布局应与自然地形相协调，做到点、线、面的结合来保持绿化空间的连续性；同时还应发展立体绿化，如在墙面、屋顶、阳台绿化，不仅可以提高绿地覆盖率、绿视率，而且可以增加景观和生态反应。

居住区绿地划分四级：①居住区小公园；②居住小区公园；③组团绿地；④宅间绿地。

3. 城市绿化的卫生学意义

①调节和改善小气候。植物不断吸收热量，下降周围气温；植物叶面大量蒸发水分，调节湿度；成片的树林可以减低风速等。

②净化空气，降低噪声。

③改善城市绿化，有益于人们的身心健康。

4. 构建生态基础设施

生态基础设施是城市所依赖的自然系统，是城市及其居民能持续地获得自然生态服务的基础，它提供新鲜的空气、清洁的水源、安全的食物、健康的出行方式、娱乐休闲的场所。

三、城市规划卫生的原则与意义

城市规划卫生是利用各种自然环境信息、人口信息、社会文化经济信息，以维持和恢复生态系统为宗旨，以人类与自然环境和谐共处为目标，建立优良的人居环境，以获得人类生存所需的最佳环境质量。

城市是以人为本，以空间和环境利用为特点，以集聚经济效益为目的，集约人口、经济、科学技术和文化的空间地域系统，是国民经济、社会文化、自然环境和居民生活等各种成分的综合复杂体系，概括地说，城市是政治、经济、文化、交通、交往和生活的中心。

（一）健康城市和生态城市

1. 健康城市

健康城市是指不断创造和改善自然、社会环境，扩大社区的资源，使人们在享受生命和充分发挥潜能方面能够互相支持的城市。

世界卫生组织认定健康城市须分以下 10 项标准：①为市民提供清洁安全的环境；②为市民提供可靠和持久的食品、饮水、能源供应，具有有效的清除垃圾系统；③通过富有活力和创造性的各种经济手段，保证市民在营养、饮水、住房、收入、安全和工作方面的基本要求；④拥有一个强有力的相互帮助的市民群体，其中各种不同的组织能够为了改善城市而协调工作；⑤能使市民一道参与制定涉及他们日常生活，特别是健康和福利的各种政策；⑥提供各种娱乐和休闲场所，以方便市民之间的沟通和联系；⑦保护文化遗产并尊重所有居民；⑧把保护健康视为公众决策的组成部分，赋予市民选择有利于健康行为的权力；⑨做出不懈努力争取改善健康服务质量，并能使更多市民享受健康服务；⑩能使人们更健康长久地生活。WHO虽然制定了标准，但每个城市要针对自身情况制定自己的目标，因此，每个健康城市都有其特点。

健康城市追求自然生态系统的和谐、人与自然环境的和谐、人与人的和谐。健康城市项目的目的是改善人居环境、提供良好的卫生服务，促进居民的健康。

2. 生态城市

生态城市是一种理想的城市模式，生态城市因能保护与合理利用自然资源与能源，实现资源消耗与再生的平衡而成为我国城市建设的发展目标。

(二) 城市规划卫生的原则和基础资料

1. 城市规划卫生的基本原则

①严格控制大城市规模、合理发展中等城市、积极发展小城市、促进生产力和人口的合理布局。城市规模过于庞大时，往往集中过多的人口和工业，消耗大量原料和能源，增加交通运输、住宅建设、城市基础设施和公共服务设施的压力，加重污染。

②城市规划要远期与近期结合，总体规划与详细规则结合。一般远期规划以20年为限，近期规划以5年为限。

③保护城市生态环境。

④维护城市自然及人文风貌。

⑤加强安全防范，促进人际交往。

城市规划还应通过物质环境的建设来促进人们面对面的交往，以降低信息技术带来的负面影响，保持人类社会的生活和谐。

2. 城市规划卫生的基础资料

城市规划卫生应由规划、城建、卫生、环保、水文、气象、地质、工业、交通、通信、改革事业和房地产等部门分别实地调查研究，收集基础资料。

①自然条件资料。包括地理位置、地形、水文、气象、地质等。

②技术经济资料。包括资源、能源、人口资料（卫生部门提供相应资料）等。

③城市建设现状资料。包括城市现有建筑用地面积及其分布、现有给水排水、污水处理、道路交通、电信、煤气等市政公用设施等。

④城市环境保护资料。包括大气、水、土壤等环境要素的质量。

⑤公共卫生资料。包括人口年龄构成、自然增长率、居民健康状况指标，各种疾病的发病率和死亡率等。

（三）自然环境因素对城市规划的卫生学意义

城市规划应分析当地的气候、地形、水文、土壤、绿化等自然因素，以便充分利用对健康有益的良好自然因素，创造与自然和谐的有利于居民健康的人居环境。

1. 气候

由于城市内人口密集、大量能量释放等因素，往往形成与周边地区大自然气候不同的城市小气候，如热岛效应，即城市气温高于郊区气温的现象。对城市规划影响较大的气象因素包括：①太阳辐射：确定建筑物间距、朝向、遮阳等。②风：确定工业区和居住区相互位置的配置，确定街道走向、建筑物朝向、特殊地区设防风林。③温度：确定建筑物密度、绿化。④降水量：确定城市排水设施、建筑物防潮等。

2. 地形

地形坡度太陡或完全平坦，对城市规划布局、各项基础设施的建设、建筑群体的布置均会产生一定的影响。地形一般具有0.3%左右的坡度较为适宜。

3. 水

深层地下水或地面水可作为给水水源，在城市规划中要建立水源卫生防护带，保障未受到污染的水源充足，沿河流、工业区和居住区位置的配置要合理。

4. 土壤

曾被有机物污染而无机化过程尚未终结的土壤及化学工业垃圾堆放的地方，不能用作居住区用地。特别是曾用于堆置或存放有毒有害污染物的土壤，是卫生上最危险的土壤，不能用作种植粮食蔬菜的用地。

第七章　城市生活垃圾的卫生管理

城市生活垃圾是指在城市居民从事日常生活的活动中或者是从事日常生活提供服务的活动中产生的固体废弃物以及法律和政策法规规定视为城市生活垃圾的固体废物。垃圾处理不当会侵占土地、污染土壤，还会对大气环境造成破坏，甚至传播疾病，危害城市居民的身体健康。因此，生活垃圾的卫生管理非常重要。

第一节　生活垃圾收集与运输

垃圾收集运输是城市垃圾管理的重要环节，是环卫作业的重要内容，也是环卫管理的重点工作。中小城市垃圾收集运输，因地区差异、经济发展水平的不同，在收运模式、收运装备上难以统一。因此，对中小城市的垃圾收集与运输管理，应抓住其重点环节，建立与本市实际相适应的收运模式，并在实践中不断升级、创新，服务城市不断发展的需要。

一、生活垃圾收集与运输的重点环节

遍布城区的机关、学校、部队、企事业单位、公共场所、居民住地，每天产生大量的生活垃圾。一座中等城市，每天产生的生活垃圾有数百吨；一座小城市也有数十吨甚至上百吨。要将这些生活垃圾及时清理干净，运往处理场所进行无害化处理，必须建立起科学合理、运行有序的垃圾收集运输体系。为了实现这一目的，首先是要清楚地掌握垃圾收集运输的重点环节。

（一）科学设置生活垃圾投放点

这是生活垃圾收集运输的基础性工作，看似简单，却不易做好。科学确定生活垃圾投放点位置的标准是要兼顾居民投放、环卫清运和环境整洁三个方面。既不要引起居民反感，又要方便垃圾的清运；既不能设置过多过密，又要保持合理的半径，方便居民投放；在方便清运和居民投放的基础上，还要考虑环境的整洁和美观。沿主次干道两侧最好不设垃圾投放点；如确须设立，应有适当的遮挡措施。有的中小城市的边缘区域，仍在使用垃圾收集池，

其设置应避开主干道。有的城市使用可移动式垃圾箱，应尽量离开人流、车流较集中的道路和公共场所。使用塑料垃圾桶收集垃圾的城市，沿路布置的垃圾桶要避免数量过多过密，特别是不要将十几个垃圾桶放在一起。如果垃圾桶密集摆放，虽然环卫专业单位清运方便，但不利于居民和商户投放，且数量太多的垃圾桶摆在一起，影响城市观瞻，周边污染极难控制。在居民小区和村庄，由于道路比较窄，车辆较多，易发生人车拥挤现象，要和居委会或村委会、物业公司共同协商确立垃圾投放点的位置，合理确定垃圾清运时间。所以说，垃圾投放点的设置要科学，要在便于清运和方便居民投放及环境整洁上彼此兼顾。

（二）引导居民有序投放生活垃圾

垃圾投放点确定以后，要通过一定的方式，告知居民和周边人群，有序投放生活垃圾。所谓有序，一是定时，根据城市的生活习惯和作息时间，对生活垃圾的投放定出时间段，请居民遵守；二是定点，居民投放生活垃圾要到生活垃圾投放点，不能随处乱扔，随手乱丢；三是规范，投放生活垃圾要投入垃圾容器或垃圾池内，不要投到容器和池子外边；四是在实行垃圾分类收集的城市和区域，要将生活垃圾分类投放到指定的容器内；五是饭店、宾馆、商场、机关、企事业单位的生活垃圾要单独设点存放，不可投入为居民设置的垃圾投放点；六是禁止为图方便，随意自行设置生活垃圾投放点堆放存储垃圾；七是对大件垃圾要单独存放，不要投到生活垃圾投放点。

（三）合理选择收运模式

一座城市的发展都是有历史的。在发展过程中，垃圾收集运输的模式有一个完善的过程。而这个过程，是和城市的经济、社会发展水平相联系，也和城市政府对环卫管理的认知程度相联系。但对城市垃圾收运模式影响最大的是收运机械装备的发展，即科学技术的进步。从这个角度上讲，城市环卫垃圾收集模式的确立，应以收运装备为中心，以提高收运装备使用效率为着力点，配备合理的人力，加以科学的组织和调度。

环卫装备的进步是渐进式的。与垃圾收集运输机械相匹配，各城市在实践中形成了一些比较稳定的垃圾收集运输模式。

1. 巡回收集直运模式

巡回收集是指收运车辆按一定路线到各个垃圾投放点或收集点循环收集垃圾。直运是指收运车将生活垃圾从垃圾投放点或收集点收集后直接运至垃圾处理场所，不经过垃圾转运站的运输方式。

垃圾收集点可能是垃圾投放点，也可能是简单的小规模的垃圾汇聚点。根据不同城市的经济发展水平和环卫设施状况，收集点大体有散装垃圾、袋装垃圾和桶装垃圾三种状态，与之配套的运输车辆有卡车、密闭式垃圾运输车、压缩式垃圾运输车等。此种模式适应于垃圾终端处理设施与城市距离较近的城市，运输车辆的载重一般为 5~8 吨。

在一些无法设置垃圾投放点的市中心商业区及一些特殊区域，往往采用巡回收集的方式。

2. 站点收集直运模式

在一些城市，分区布置了相对集中的垃圾收集站点，每个站点负责收集一定范围内的生活垃圾。这些站点上都有供垃圾投放和暂存的垃圾容器，有的是集装箱，有的是分体式小型压缩箱，还有其他形式的容器设施。无论是何种形式，垃圾站点的共同特点是有较大的垃圾容器，有专门的管理人员。这些站点可以供附近居民直接投放生活垃圾，也可接收区域内人力车或小型机动车收集的垃圾。随着城市经济的发展和人民群众环境意识的提高，以及环卫装备的改善，各城市垃圾收集站点的建设水平越来越高，具有压缩功能的垃圾储运容器的普及率越来越高，使收集站点兼具了收集和转运的双重功能。其建筑的外观设计也与城市的建设风格相一致，与周边建筑物相呼应，密闭性也越来越好，管理要求越来越高。

垃圾收集站点的容器装满后，由专门的车辆运送至垃圾终端处理场所。这种收集站点的车辆装载量一般为 8~12 吨，适应于垃圾终端处理设施与城区距离较近的城市。

3. 二次转运模式

在垃圾终端处理设施距离城市较远的情况下，有的城市建设了大型垃圾中转站，进行垃圾的二次转运，形成了城市的垃圾物流。

采用二次转运模式一般应满足以下条件：①垃圾日产量达到一定规模；②垃圾终端处理设施距离城市较远；③城市区位优越，发展潜力大；④城市经济状况良好，能承受大型垃圾中转站的建设和运行费用；⑤经过充分的经济和技术论证，能降低管理成本和提高社会效益；⑥单车转运规模不应小于 15 吨。

二次转运模式就是将巡回收集和站点收集的垃圾运至垃圾中转站，重新卸料装车，由专门的车辆运送至垃圾终端处理场所。

随着城市经济体量的增加，城市人口增长大大超出了规划预期，一些城市的垃圾处理设施的使用寿命大大缩短，城区周边的选址越来越难，迫使垃圾处理设施建设得离城市越来越远，垃圾二次中转模式的适应范围不断扩大。近年来，由于技术的进步，垃圾中转设备的小型化取得了长足发展，适应中小城市的垃圾中转设备不断更新换代，垃圾二次转运模式出现了新的空间。由于国家的城乡一体化战略，将垃圾收运体系的触角伸向了广大农村。因为垃圾终端处理设施城乡共享，所以幅员广阔的乡镇的垃圾二次转运成为必然。垃圾二次转运模式的应用，在广大的中小城市垃圾收集运输中的地位将不断增强。

（四）规范清运

城市垃圾清运必须遵照一定的规范进行。

1. 及时清运

及时是垃圾规范清运的基本要求。由于生活垃圾中含有比例较高的易腐有机物，极易发生腐烂，渗水变臭，影响周边环境和居民生活，春夏秋三季更为严重。因此，各城市一般都规定当日产生的生活垃圾必须当日清运完毕，简称为"日产日清"。即使达到了"日产日清"，在夏秋季节，因生活垃圾腐烂发生的渗水和臭味现象仍不可避免。为实现垃圾及时清运的目标，各城市都根据具体情况进行了有益的探索。有的城市在垃圾高产期每天清理两遍，有的延长作业时间，有的轮班夜间作业。对此，各中小城市可根据实际情况制订科学的清运方案。

2. 定时清运

定时是垃圾规范清运的又一要求。城市道路的交通状况是不均衡的，有时拥挤，有时疏阔；城市商户的营业时段是有规律的；机关、企事业单位的作息也是有明确要求的。要根据城市的道路、人流状况，确定垃圾收集运输的时段和线路。垃圾收集运输的车辆、设施设备的运行应尽量避开车流高峰，尽量规避繁华路段和重要机关、企事业单位。有条件的城市，可以实行夜间清运作业。

3. 密闭收集运输

城市生活垃圾在到达终端处理场所之前，无论处于哪个环节，都存在影响观瞻和污染环境两大问题，因此，垃圾的收集运输过程要求密闭操作。由于经济或其他原因，有些中小城市的环卫作业车辆不足，其性能也不能满足密闭作业的要求。对此，这些城市应采取各种措施，从运输车辆到管理手段，都要有步骤、有计划地推行垃圾收集运输的密闭化作业，以促进环卫管理的升级和城市垃圾管理的现代化。

4. 特殊类别垃圾的收集与运输

①清扫垃圾宜单独收集、运输及处理。清扫垃圾沙土多、极少易腐，对环境的影响较小，热值低。如干式清扫，则尘土量大；如湿式清扫，则含水率高。无论何种清扫垃圾，不便倾倒，不便转运，选择就近处理，可降低成本。

②农贸市场垃圾。农贸市场垃圾含水率大，易腐烂，产生量大，比较集中。宜建立垃

垃圾收集站或采用大容积密闭容器收集垃圾。应由收集车根据市场的经营规律，采取定时定点收集的方法，并严格"日产日清"。

③建筑垃圾由城建部门归口管理，由具有资质的专业机构的车辆运至建筑垃圾处理场专门处理。

④工业废物按照"谁排放，谁负责；谁污染，谁治理"的原则，在环保部门的监管下由排放单位按规定排放与处理。对无毒无害类工业废物可酌情考虑纳入环卫管理。如果工业废物相对生活垃圾较少，则可经其产生单位向辖区环卫主管部门申请，经批准后，由环卫部门有偿清运；工业废物产生量较多则应单独组织收运处理；具有生活垃圾属性的工业废物、生产边角料可与生活垃圾一并收运处理。

⑤医疗废物应交由具有专业资质的企业单独收集、密闭运输，送到医疗废物处理场所集中处置。

⑥生活垃圾中的危险废物，其他类别的危险废物（含病死家禽），必须在地方环保部门的监督下依照国家有关规定和技术要求由排放企业自行或委托有资质的专业机构进行安全处理。

⑦粪便应单独收集、运输及处理。

对于特殊类别的垃圾，产生主体常常推诿责任，管理难度较大。这些特殊类别的垃圾，极易混入生活垃圾，给正常的生活垃圾清运造成困难，并且容易传播疾病。因此，环卫行政和业务主管部门要加强监管，明确垃圾产生主体的责任，防止出现管理空白和发生垃圾管理责任事故。

二、生活垃圾收集与运输的监管重点

城市生活垃圾收集、运输环节的监督管理非常重要，它关系城市的环境和秩序，影响城市的形象和品位，代表城市管理的效率和水准，应该予以高度重视。要抓住垃圾收集运输过程的重要节点，加强监督检查，确保垃圾收运过程的高效、环保、安全。

（一）垃圾投放点管理

垃圾投放点是垃圾收集的基础设施，分布在全市的各个区位，密度大，分布均匀。选择垃圾投放点的原则是既要方便居民投放，又要方便专业单位清运，还要最大限度地减少对城市环境的影响。这几个方面的要求应兼顾，但实践中往往难以两全。垃圾投放点和居民日常生活紧密相关，管理不好，易产生环境纠纷。

垃圾投放点的管理应从两个方面着力：

一是所在区域的保洁人员要负起管理责任。一般情况下，城市的保洁是全天候的。要明确所在区域的保洁人员承担垃圾投放点的管理责任。要注意投放点的垃圾不要外溢。采用垃圾池投放方式的，要将垃圾规范存放于池内；采用袋装投放方式的，要限制投放区域；采用桶装或箱装投放方式的，要及时将散落桶、箱外的垃圾装入桶或箱内。保洁人员对垃圾投放点的管理责任落实了，垃圾投放点对环境的影响就会减少到最低；反之，城市的垃圾暴露现象就会变得非常严重。居民小区，物业公司的管理人员要负起垃圾投放点的管理责任。

二是垃圾收集作业管理。无论是采用人力车还是机动车收集垃圾，收集作业都要严谨。每次作业时都要将投放点的垃圾清理完毕，并将作业过程中散落的垃圾清理干净，真正做到"车走地盘净"，不遗漏垃圾，不散落垃圾。

垃圾投放点是城市环卫最前端的基础设施。城市环卫行政和业务主管部门要采取措施，尽量使垃圾投放点的标志明显，地面硬化，范围清晰。有条件的城市，要定期对垃圾投放点进行清洗，确保环境整洁。

（二）垃圾收集站管理

垃圾收集站是近年来迅速普及的一种环卫基础设施，它催生出一种较先进的垃圾收运模式。由于规划具有滞后性而设备更新的速度很快，垃圾收集站的布局往往不尽合理，建设不太规范，服务范围差异很大。垃圾收集站承担着一片区域的垃圾收集和运输的任务，是一个小型的垃圾集散地，其污染的强度相对较大，对周边环境的影响比较突出。因而其管理的要求比较高，管理的难度比较大。

垃圾收集站要求密闭，要求和周边建筑及居民区有一定的距离间隔，有一定规模的绿化隔离。因为规划、专业、经济等各种原因，在建设中经常存在极大缺陷，增加了管理的难度。

垃圾收集站的管理有两个目标：一是及时清运服务区域内产生的生活垃圾；二是保持收集站的洁净，减少对周边环境的污染。

1. 及时清运服务区内产生的生活垃圾

对垃圾收集站的管理，要注意做好以下工作：

首先，要保证设备的完好，确保正常运转。收集站使用的设备都有一定的技术复杂性，出现故障的概率是客观存在的。要密切关注设备的运行状况，发现问题，及时解决。要定期对设备进行保养维护，保证设备正常运转。

其次，要配备责任心强、技术熟练的设备管理和操作人员，加强对他们的业务和技术培训，减少甚至杜绝因设备操作失误造成的收集站中止服务。

再次，合理调度服务区域内垃圾的进站情况，做好每日垃圾收运的收尾工作，不在站内积存垃圾过夜。

最后，要有预防设备停运的应急处置方案。设备出现故障的可能性是客观存在的，一旦发生设备故障不能正常清运垃圾，要有替代措施进行应急处置，保证垃圾收集运输工作正常进行。

2. 保持收集站的洁净，减少对周边环境的污染

要着重抓好以下环节：

第一，要做好收集站的密闭工作，实现密闭作业，减少垃圾暴露和臭气外溢。在收集站的建设阶段，就要把密闭作为一个重要参数进行规划设计和建设，为日后的管理创造条件。在运行中，要科学组织作业，保持收集站的密闭性。

第二，要合理调度进站车辆，特别是高峰时段的垃圾收集车进站不能出现压车，减少垃圾收集车和运输车在站停留及垃圾在站暴露时间。

第三，保持现场作业环境的洁净。对装卸车过程中出现的洒漏垃圾要及时清理装车，减少散落垃圾的暴露时间。装有除尘除臭设施设备的收集站，要及时开启除尘除臭的设施设备，净化收集站的空气。

第四，对作业过程中出现的垃圾污水要及时处理。特别是夏秋季节，作业过程中渗滤的污水极易腐臭，散发臭味，严重影响周边环境。要及时排入城市管网或用污水车运至污水处理厂进行处理。

第五，每天坚持消毒和清洗、消杀作业，保持收集站空间和地面干净，减少蚊蝇滋生和鼠害。

第六，有条件的城市，可定时喷洒除臭剂或清新剂，改善站内和周边空气质量。

（三）垃圾转运站管理

有的城市的垃圾终端处理设施距离城区较远，且城市经济、人口发展达到了一定规模，为提高城市环卫管理水平，降低道路上垃圾运输车的行驶密度，减少垃圾收集运输成本，建设大型垃圾转运站，对垃圾进行二次甚至三次转运，是一个比较科学的选项。垃圾转运站的管理和垃圾收集站的管理有相同之处。但由于垃圾转运站的垃圾流动体量更大，污染强度更高，因而管理的难度成倍增加。

垃圾转运站管理的目标具有复合性。既要保证城市垃圾的正常外运，又要为前端垃圾收集工作创造顺畅的物流渠道，还要保持转运站与周边环境的和谐。从垃圾转运的角度看，主要应做好以下工作：

第一，要采取切实可行的措施，保证转运站的正常运行。垃圾转运站系统集成复杂，自动化程度高，涉及机械、液压、电气、自动计量和控制等相关技术，任何一个系统或零部件出现问题都有可能导致停运。要系统培训垃圾转运站的员工，使他们能熟练、安全地操作设备，杜绝因设备操作不当导致的停运。要定期检修、维护设备，使设备始终处于良好状态。要配备专门的设备维修维护人员，备足易损配件，一旦设备发生故障，能够及时维修，恢复功能。要和设备供应商保持良好的沟通，一旦设备发生重大故障，能在第一时间得到维修响应和技术支持，在尽可能短的时间内恢复设备的运行。

第二，科学确定垃圾车进站时段和秩序。大型垃圾转运站的进站车辆密度大，特别是高峰时段极易造成压车现象。要根据当地季节变化情况及时调整作业时间，给清运车辆倾倒垃圾提供充足的时间和空间，以减少卸车排队时间，减少垃圾清运车辆在转运站的滞留时间，减少垃圾清运车辆臭味的发散和垃圾污水的洒漏，保持转运站垃圾倾倒作业的顺畅和转运站周围环境的优良。一些垃圾转运站的操作实践证明，在这方面大有可为。

第三，规范作业现场秩序。垃圾收集车辆要有序进场作业，防止无序进场造成的拥堵和事故。对现场出现的垃圾外溢现象要及时处理。对作业现场垃圾倾倒过程中出现的飞扬飘浮的塑料袋等搭、挂现象和轻质细小的碎屑、粉尘的飘扬降落累积现象要及时处理。对作业周边的地面要在作业的间隙及时清扫、冲洗，冲洗水应进行达标处理后排放。

第四，转运站的除尘、降尘、除臭系统要始终处于运行状态，设备故障要及时排除，保持站内及周边的空气清新。由于经费不足，有的转运站不能保证除尘、降尘、除臭设备的正常运行；还有的转运站的管理人员对环境保护的认识不足，不使用配置的环保设备，导致垃圾转运站臭气严重外泄，影响周边环境。

第五，从春末一直到秋末，要对站内进行不间断的消杀作业，控制蚊蝇滋生，控制鼠害。

第六，始终把安全管理放在重要的位置抓紧抓好。转运站的作业范围小，车辆、人员进出频繁，机械设施设备、电力电器设备启动频繁，安全事故易发区位多，稍有不慎，就有可能发生安全事故。要严格按照转运站运行技术规范的要求进行规范管理，杜绝安全事故的发生。

第七，制订可操作的应急预案，一旦发生不可控的突发事件，保证城市垃圾的清运能顺利进行。

（四）垃圾收集、转运车辆的管理

垃圾收集运输车辆，是每个城市垃圾收运的主要作业装备。无论采用哪种收运模式，车辆都处在城市垃圾收运体系的核心地位。一座小城市，垃圾收集运输的车辆有几十台。一座中等城市，垃圾收集运输的车辆有上百台。这些车辆，日夜不停地穿梭于城市的主次干道、背街小巷。在车辆流动的过程中，大都装载着生活垃圾。既影响城市的交通，又影响城市的环境。因此，加强对垃圾收集运输车辆的管理，是城市环卫管理的一项重要工作，也是城市垃圾收集运输管理中的一个重要环节。

首先，要保证车况良好，保证车辆正常运行。要建立起正常的保养维修保障机制，出现问题，在尽可能短的时间内解决，防止出现车辆故障导致的垃圾不能正常清运的事件。

其次，要建设机动运力，在出现车辆故障时能有补救措施。由于各中小城市的财力有限，再加上环卫部门负责同志对此事往往认识不足，环卫机动运力不足是普遍的现象。各城市要在这方面引起高度重视，采取得力措施补足这一短板，保证有足够的机动运力应对因车辆故障出现的垃圾清运中断现象。

最后，要抓好车辆的"容貌"管理，保持车辆外观洁净。每天作业完毕，都要对车辆进行冲洗，特别是对车辆上挂、搭的垃圾进行清理，保持车辆外观整洁、箱内洁净，避免产生臭味。

（五）坚持生活垃圾"日产日清"的管理目标

当天产生的生活垃圾当天收集完毕，并运送至终端处理场所进行无害化处理或资源化利用，是城市生活垃圾收集运输最基本的管理目标，也是实践证明行之有效的管理过程。

我国中小城市基本实行垃圾混合收集运输的收运模式。生活垃圾收运不及时极易产生鼠害，其中的易腐有机物变质腐烂还会产生恶臭，滋生蚊蝇和病菌，影响环境和居民健康。生活垃圾"日产日清"，可有效遏制垃圾腐败带来的危害。

影响城市生活垃圾"日产日清"的原因有以下四点：

一是收运车辆故障。车辆故障又无机动车辆替代，必然造成生活垃圾积存，影响面积比较大。

二是收集人员缺岗。在使用人力车或小型机动车收集垃圾的城市，因收集垃圾工人缺岗造成的小范围垃圾积存经常发生。

三是收集人员或作业车辆偷工减时。有的作业车辆和工人不按规程操作，将两天的工作合并到一天，如果督查监管不到位，必然造成垃圾积存。

四是特殊情况造成生活垃圾的暴发性增长，常规人力、运力不足以应对，例如，节假日和自然灾害等。针对这些不同的状况，环卫行政和业务主管部门应采取有效措施，加强管理，确保生活垃圾的"日产日清"。

（六）坚持密闭收集和运输

城市生活垃圾要求进行密闭收集和运输。由于机械性能和作业方式、规范的差异，密闭收集运输的管理难度较大。要做到密闭收集运输垃圾，就要针对收集机械装备进行不同的管理。

1. 在使用敞篷车作为收集车辆的城市或城市区域内，装车环节是做不到密闭的。车辆在垃圾投放点的转换途中，车厢遮盖费时费力，如果管理不到位，也不容易做到全程密闭。必须对作业过程提出明确的遮盖要求，对作业人员的操作做出明确的规范，严格要求，加强监管和约束。

2. 在使用集装箱装载垃圾的站点，经常发生装载口冒溢。要采取严格细致的管理措施，防止装载口冒溢和封闭不严的现象发生。

3. 使用后装式或侧装式垃圾车收集运输垃圾时，装载口也易搭挂垃圾，应对跟车作业人员提出明确要求，将装卸口的垃圾清理干净，保持收集运输车辆的整洁。

（七）杜绝垃圾收集运输车辆的垃圾飘散和污水滴漏

生活垃圾运输环节有两个管理难点：一是垃圾的飘散；二是污水的滴漏。这两个难点都严重影响环境，影响行业形象。必须采取有效措施，认真加以解决。

对于密封的车辆，要抓好装卸口搭挂垃圾的清理，保持车辆运输途中的干净整洁，防止搭挂垃圾的飘散。对于敞口的车辆，要认真抓好沿途的遮盖。盖布要能完全遮盖住车厢顶部且封盖完好。对破损的盖布要及时修补和更换。

夏秋季节，垃圾收集运输车辆的污水滴漏几乎是普遍现象，既污染沿途地面，又散发恶臭污染环境，使路人掩鼻，应认真加强管理，将其影响减到最低。对采用巡回收集直运方式的车辆和二次转运方式的前端收集车辆，要安排适当的污水排放点，及时排放垃圾收集车中的污水。对采用站点收集直运方式的车辆和二次转运方式的专用运输车辆，要在垃圾收集站和转运站将垃圾中的污水排出处理。要在垃圾运输车上加装防污水渗漏的装置防止污水滴漏。一旦发生比较严重的垃圾运输车污水滴漏现象，要认真查找原因加以解决。

（八）生活垃圾收集运输中的应急处置

城市生活垃圾收运中的突发事件时有发生。城市环卫的行政和业务主管部门，应制订垃圾收运突发事件的应急预案，下发至各作业单位遵照执行。各垃圾收运作业单位应按照应急处置预案，备足设备和物资，提升相应的应急处置能力，一旦发生突发事件，能够自如应对。

城市生活垃圾收集运输的突发事件分为全局性和局部性两种形式。

全局性的生活垃圾收运突发事件一般发生于自然灾害之后，如：暴雨、洪水、地震等，严重损毁城市生活垃圾的收运系统，导致收运系统瘫痪而发生垃圾收运的灾难性事件。

发生因自然灾害导致的城市垃圾收运突发事件后，环卫行政和业务主管部门，应首先努力恢复城市垃圾收运系统。应与城市管理的其他部门加强协调，有计划、有步骤地首先恢复城市功能，并及时恢复城市垃圾收运系统。在垃圾收运系统正常的情况下，按照常规的程序和方式对城市垃圾分类收集运输，应会同环保、卫生防疫部门进行检测、甄别，根据垃圾性质由不同的专业机构进行适当处理。

生活垃圾的收集、运输，在自然灾害过后，应努力做到：

1. 人群滞留和避难等场所的垃圾应及时清理、收集、运输，尽量减少生活垃圾暴露，避免雨水直接浇淋，防止蚊蝇和鼠类滋生。

2. 灾民安置点、救援广场、基地、主要街道等人群聚集场所，应设置具备防雨水设施的生活垃圾临时投放点和收集站。设置的临时投放点和收集站，应避开易倒塌建筑物等有潜在危险的场所和饮用水水源。

3. 当采用非专用容器临时收集生活垃圾时，垃圾投放点和收集站应设置应急垃圾收集容器。

4. 应急垃圾存放地应设置应急垃圾存放标志。

5. 对应急垃圾存放地应采取卫生防疫消杀、降尘除臭等措施。

6. 对收集的生活垃圾应及时密闭运输。当征用社会车辆运输生活垃圾时，应进行必要的改装、改造、加固，并采取防护措施，定期清洗消杀。

7. 生活垃圾运输车辆应设专门停放场所，不得随处乱停乱放。车辆停放点与临时安置点应保持100米以上的卫生防护距离，与过渡居住区宜保持200米以上的卫生防护距离，车辆应定期消杀清洗。

8. 临时设置的垃圾收运设施应有明显的标志。

城市生活垃圾收运中还会发生一些局部的突发事件，如：环卫车辆翻车事故造成的大面积垃圾撒漏，社会矛盾导致生活垃圾清运无法正常进行进而造成城市生活垃圾大面积积存等。对此，城市环卫行政和业务主管部门，垃圾清运作业单位要勇于直面矛盾，协调解决，保证城市生活垃圾收集运输的正常进行，保证城市环境卫生的质量和城市居民生活不受大的影响。

三、生活垃圾收集与运输的作业组织

生活垃圾的收集运输是城市环卫管理的中心环节，科学的作业组织是保证城市生活垃圾收运系统高效运转的必要条件。

（一）根据城市的具体情况，采用合适的垃圾收集运输模式

一座城市，因功能分区的原因，城市的不同区位主要承担的功能不同，人流量不同，因而对垃圾收集运输的要求也不同。各功能区的工作、经营、生产生活中产生的垃圾成分和垃圾量也有较大差异，因而，采用有区别的垃圾收运模式可以节约人力和运力成本。城市的发展具有阶段性，环卫基础设施的配套有先有后，其技术水平和技术参数也有区别。城市区位和环卫基础设施的建设水平以及配套情况，是决定城市垃圾收集运输模式的主要因素。要从城市的实际情况出发，选择最能发挥清运设施效率、最小影响环境的垃圾收集运输模式。确立收运模式后，根据设施设备情况，配备合适的人员，使设施设备发挥最大效益。

（二）根据作业模式，编制全覆盖的垃圾收集运输网络

一座城市的垃圾收集运输网络，是和居民生产生活赖以存在的区域相对应的，不能出现疏漏。无论是政府自行组织收运，还是通过市场运作的方式组织收运，首要的是明确各区段的收运主体，将该区段的生活垃圾收集运输的职能、责任，通过一定的行政的或法律法规的方式赋予收运作业单位，由收运作业单位配置相应的机械设备和人力，将垃圾收运的职责分解到作业小组，即固定到具体的设备和人员。职能、责任的分解落实过程不能出现交叉和空白。

（三）建立符合法规要求和城市实际的作业模式

关于垃圾收集运输，国家层面的行政主管部门有明确的规范要求，国家住房和城乡建设部专门发布了《生活垃圾收集运输技术规程》，对城市生活垃圾的收集运输提出了明确的基本要求。各城市可结合规范的要求和本市的具体情况，制定具体的作业规范，以供作业单位执行。

要根据季节的不同，规定垃圾收集运输作业的起止时间、行车路线、收集频次；做好收集运输作业与垃圾投放及终端处理的对接；对作业程序、作业质量、车辆清洗、车辆遮盖、防止垃圾抛撒和污水滴漏，提出明确的要求；对有可能发生在责任区域内的生活垃圾局部突发事件明确处理责任和处理时限；对垃圾投放设施、清运设备、作业过程的标志设置提出具体要求；对垃圾收集运输的作业人员的着装、工具状况提出明确要求。作业规范的要求要明确具体，有可操作性，便于检查考核。

（四）建立完善的垃圾收集运输的管理制度

在生活垃圾收集运输的各个环节、各个重点难点节点上，都要建立健全严格的管理制

度。通过管理制度，将管理规范的要求落到实处。除操作要求外，还应建立奖惩制度，对垃圾收集运输过程进行全方位的激励和约束。

城市生活垃圾的收集运输是一个动态的过程。每天重复同样的工作，每天面对新的情况，易使人产生惰性和疲劳感。要建立起生活垃圾收集运输的督查检查制度，对整个收运过程进行有效的监管。城市环卫管理的行政和业务主管部门，作业的主体单位，应从不同的角度监管垃圾的收运工作，做到过程可控、结果可控。督查检查的结果应和奖惩挂钩，以激励先进，鞭策落后。

第二节　生活垃圾卫生填埋场的运行管理

在我国，由于行政区划管理的原因，城市生活垃圾都是"自产自销"的，即每个城市自行消纳处理城市每天产生的大量生活垃圾。这种体制的优点是"各负其责"，责任主体明确；弊端是生活垃圾处理上的各自为政，导致生活垃圾处理水平的参差不齐，生活垃圾处理设施的利用率低。虽然已有不少专家呼吁生活垃圾处理设施在较大区域内的联建联用，以节约建设成本，提高垃圾处理设施的利用效率，但由于行政、经济、财政的等各种原因，垃圾处理设施区域联建联用没有大的突破，基本上保持着各地、市（县）自行处理区域内产生的生活垃圾的格局。因此，生活垃圾处理设施的建设运行管理是每个中小城市环卫管理的一项重要的基本任务。

经过长期的管理实践和理论研究，在城市生活垃圾无害化处理方式上形成了卫生填埋、堆肥、焚烧三种基本技术。这三种处理方式各有优势和劣势。就中小城市而言，垃圾卫生填埋具有一次性投资少、管理简单、抗负荷冲击能力强、管理成本低等优点，是一种符合正在发展中的城市实际的垃圾无害化处理方式。

城市生活垃圾卫生填埋场运行管理的目标是作业规范、运行安全、提高效率、降低成本、有效防治污染。

一、生活垃圾卫生填埋场运行管理的基本条件

城市生活垃圾处理的基本目标是实现生活垃圾的无害化。在保证无害化的基础上，进而实现垃圾处理的资源化和减量化，是一个比较现实的选择。要实现这一基本目标，就要建设规范的生活垃圾卫生填埋场，并对其进行规范的管理，这就要求城市生活垃圾卫生填埋场具备一定的运行管理条件。

（一）设施完备

一般而言，一个设施完善的生活垃圾卫生填埋场包括主体设施和辅助设施及配套工程。主体设施包括：计量设施、基础处理与防渗系统、地表水及地下水导排系统、场区道路、垃圾坝、渗沥液导流系统、填埋气体导排及处理系统、封场工程及监测设施等。辅助设施及配套工程包括：进场道路、备料场、供配电、给排水设施、生活和管理设施、设备维修、消防和安全卫生设施、车辆冲洗设施、通信设备、监控设施、环境监测室、停车场、应急垃圾临时存放、紧急照明等设施。只有具备了这些设施，城市生活垃圾才具备了进行卫生填埋，进而实现无害化处理的条件。

（二）设备齐全

城市的生活垃圾卫生填埋场每天要接收大量的生活垃圾，填埋作业的土方量很大。特殊的处理对象和大体量的物料，靠人力是根本无法完成的，必须配备必要的设备。生活垃圾卫生填埋场作业需要的设备主要有挖掘机、装载机、推土机、压实机、自卸车、冲洗车、消杀车、污水车等。只有具备了这些机械设备，才能保证生活垃圾卫生填埋场的运行，继而探讨运行管理水平的进一步提升。

（三）经费充足

生活垃圾卫生填埋场每天要消耗大量的物资、油料、机械配件和使用相当数量的人力，经费保证不可或缺。经费出现问题，将出现填埋作业的"偷工减料"，直接影响作业质量，降低生活垃圾卫生填埋场管理的水准，难以实现生活垃圾无害化处理的目标。

（四）员工称职

生活垃圾卫生填埋场管理有一套科学的规程，有较高的质量标准要求，需要有较高水平的管理人员进行管理和作业。生活垃圾卫生填埋场的机械为专用机械，各种设施设备比较复杂，对使用人员的技术要求较高。垃圾填埋场的工作环境恶劣，社会关注度高、涉事敏感。由于这种种原因，对垃圾填埋场的员工在政治思想、管理水平、技术素质等方面均有较高的要求。因此，要加强对员工的培训和教育，不断提高员工的政治素质、管理水准和技术技能，建设称职的员工队伍。

二、生活垃圾卫生填埋场运行管理中的强制性事项

生活垃圾卫生填埋场的管理运行，涉及环境安全、社会安宁，更涉及员工人身安全。

因此，在国家和主管部门的各种规范中设置了许多强制性的事项，在实际管理工作中必须严格遵守。

1. 生活垃圾卫生填埋场严禁接纳未经处理的危险废物。

危险废物和生活垃圾是完全不同的两类物质。危险废物一般具有潜在生物危险、易燃、腐蚀性、毒性或放射性，对人和环境有严重的破坏作用。进入生活垃圾卫生填埋场的固体废物应满足《生活垃圾填埋场污染控制标准》的相关规定。《国家危险废物名录》列入的各类危险废物不得进入生活垃圾卫生填埋场。家庭日常生活中产生的废药品及其包装物、废杀虫剂和消毒剂及其包装物、废油漆和溶剂及其包装物、废矿物油及其包装物、废胶片及废相纸、废荧光灯管、废温度计、废血压计、废镍镉电池和氧化汞电池，以及电子类危险废物等，虽未列入《国家危险废物名录》，但也应尽量控制其不进入或少进入生活垃圾卫生填埋场。不在控制危险废物名录下的家庭日常生活中所产生的废电池、化妆品等废物，应按照环保部门的相关要求，进入符合要求的消纳场所。

2. 填埋场场区内应设置明显的禁止烟火、防爆标志。填埋区等生产作业区严禁烟火，严禁酒后上岗。

生活垃圾卫生填埋场内的控制室、变电室、污水处理区、填埋区域是安全防范的重点区域，这些区域严禁烟火、严禁酒后上岗。这是安全生产的基本要求。

3. 维修机械设备时，不应随意搭接临时动力线。因确实需要，必须在确保安全的前提下，方可临时搭接动力线；使用过程中应有专职电工在现场管理，并设置警示标志。使用完毕应立即拆除动力线，移除警示标志。

生活垃圾卫生填埋场使用临时电力的情况较多，必须采取严格的管理措施，保证临时用电的安全，进而保证生产的安全和职工的生命安全。

4. 皮带传动、链传动、联轴器等传动部件必须有防护罩，不得裸露运转。机罩安装应牢固、可靠。

生活垃圾卫生填埋场使用的机械传动部件比较多，必须有机罩安全措施：机罩安装应牢固、可靠，以防振脱碰落。这是防止工伤事故，保证安全生产，保护职工身体安全的要求。

5. 生活垃圾卫生填埋场场区内的封闭、半封闭场所，必须保证通风、除尘、除臭设施和设备完好，能够正常运行。

生活垃圾卫生填埋场场区内的封闭、半封闭场所易积聚甲烷气体，有发生火灾、爆炸的潜在危险，必须有通风设施并保持性能良好，处于运行状态。

6. 作业运行过程中，单元层垃圾填埋完成后，应保持雨污分流设施完好。

雨污分流是生活垃圾卫生填埋场管理的基本要求之一，对减轻填埋场污水处理压力，节约管理成本意义重大。在作业过程中雨污分流设施易受到损坏，因此，要时刻保持雨污分流设施的完好，保证在作业区域出现雨水时能够顺畅导排。

7. 生活垃圾卫生填埋场区（库区）内严禁捡拾废品，并严禁畜禽进入。

捡拾废品人员进入填埋场区（库区）或畜禽进入填埋场区，会影响填埋作业，还有可能损坏设备，甚至发生人员伤亡事故。因此，要采取严格的管理措施，保证填埋场的作业环境不受干扰。

8. 生活垃圾卫生填埋场区（库区）上方甲烷气体浓度应小于5%，临近5%时应立即采取相应的安全措施，及时导排收集甲烷气体，控制填埋区的危险气体含量，预防火灾和爆炸。

填埋场区（库区）上方是甲烷排放最集中的区域，遭遇不利于扩散的天气状况时易造成积聚，易发生火灾和爆炸。因此，填埋场应配备必要的检测设备，定时检测场区（库区）上方的甲烷含量，视情况及时进行导排，预防火灾和爆炸的发生。

9. 生活垃圾卫生填埋场区（库区）及周边20米范围内不得搭建封闭式建筑物、构筑物。

填埋场区（库区）上方及周边有甲烷产生及聚积现象，易产生火灾和爆炸。而封闭的建筑物和构筑物会加重甲烷的聚积且不易导排，因而，在填埋场区（库区）周边近距离范围内禁止搭建建筑物和构筑物。

10. 填埋作业机械前后方2米、侧面1米范围内有人时，作业机械不得启动、行驶。

生活垃圾填埋作业现场噪声大、车辆多，垃圾运输车的随车人员在倾倒垃圾时有时须下车作业，极易发生人身安全事故，因此，填埋作业车辆操作人员要时刻保持高度警觉，在有人靠近作业车辆时禁止启动和行驶车辆。

11. 生活垃圾卫生填埋场开始运行前，应进行填埋场的本底监测，包括环境大气、地下水、地表水、噪声；填埋场运行过程中应依据现行国家标准《生活垃圾填埋场污染控制标准》进行环境污染、环境质量的监测及填埋场运行情况的检测。

生活垃圾卫生填埋场运行过程中必须进行全面的监测与检测。运行前必须进行本底监测，以作为日后运行管理对环境影响的参照。运行过程中也应依据《生活垃圾填埋场污染控制标准》的要求，不间断地进行环境污染的监测，以防止污染扩散；进行环境质量的监测，以及时控制因填埋作业对环境造成的影响；进行填埋场运行情况的检测，以保证填埋场的运行安全可靠。

12. 消杀人员进行药物配备和喷洒作业时应戴安全卫生防护用品，并应严格按照药物喷洒作业规程作业。

消杀是生活垃圾卫生填埋场管理作业的一项经常性工作，它有易中毒的特性，因而要求作业人员按规程操作，确保生产安全。喷洒药物时应与现场作业人员保持20米以上的距离；药物不得喷洒到人体和动物身上；不得在下风向作业喷洒药物；要严格按药物的使用比例要求进行配兑；在夏季的中午、大风和暴雨天气不宜进行消杀作业。还有其他的一些作业规程，必须严格遵守。

13. 各检测点及易燃易爆物、化学品、药品等储放点应设置醒目的安全标志。

生活垃圾卫生填埋场的检测点是对人和环境有一定负面影响的区域，应设置醒目的标志警示人们防范；易燃易爆物、化学品、药品的储放点都有较强的危险性和危害性，应设置醒目的标志，提醒人们远离这些方位。

14. 生活垃圾卫生填埋场应建立健全劳动安全与职业卫生管理机制，确定专（兼）职管理人员，管理填埋场的劳动安全和卫生安全工作。应对新招收的人员进行健康检查，凡患有职业禁忌证的，不得从事与该禁忌证相关的有害作业；定期组织全场人员进行体检和复查；定期组织全场安全隐患的排查工作。

垃圾填埋场作业环境恶劣，对人的健康影响很大，应引起领导的高度重视。劳动安全和卫生工作，是垃圾填埋场管理中非常重要的部分，应采取切实可行的措施抓紧抓好。从员工招收开始，到生产的各个环节及员工的体检，要把劳动安全和卫生工作贯穿整个垃圾填埋场管理的始终。

15. 生活垃圾卫生填埋场应建立健全突发事件应急处置制度，组建相应管理机构，制订应急预案及应急程序，落实专项经费、专职（或兼职）人员，保证发生突发事件时能够自如应对。

生活垃圾卫生填埋场是一个城市处理生活垃圾的重要场所，发生突发事件的影响是全局性的，严重地影响到一个城市的正常生产和生活，必须有应对突发事件的预案。垃圾填埋场涉及的突发事件有三类：场内突发事件、社会突发事件和自然灾害引发的突发事件。

场内突发事件主要是垃圾场运行过程中出现的安全、环保、卫生事故、机械设备故障等情况。

社会突发事件通常是公共卫生、社会安全、群体性事件、环境污染等情况。

自然灾害包括特殊气候、地质灾害等状况。

一旦发生涉及垃圾填埋场的突发事件，解决的周期会比较长，涉及的社会面会比较广，应根据国家的有关法律法规，结合该城市的具体实际，制订具有可操作性的应急预案，在发生突发事件时，确保城市的生活垃圾能够得到有效处理。

三、生活垃圾卫生填埋场的填埋作业管理

垃圾填埋是生活垃圾卫生填埋场运行管理的中心工作，包括垃圾进场计量与检验、填埋作业管理两个环节。每个环节都有非常具体的管理内容。

（一）垃圾进场计量与检验

1. 垃圾进场计量

垃圾进场首先要进行计量和登记记录，作为生活垃圾卫生填埋场运行管理的基础数据。计量系统应保持完好，各种设备处于正常使用状态。在条件允许的情况下，宜采用计算机自动控制记录系统。当系统出现故障时，应立即启动备用计量方案。当全部计量系统均不能正常工作时，应采用手工记录，系统修复后及时将人工记录数据输入计算机，保证数据记录完整准确。

垃圾进场登记信息应有如下基本内容：进场日期及时间、运输单位、运输车车牌号、垃圾来源、性质、重量等。

计量作业人员应做好每日进场垃圾资料的备份和每月的统计报表工作，做好当天当班工作记录和交接班记录。

2. 垃圾进场检验

生活垃圾卫生填埋场入口处操作人员应对进场垃圾适时观察、随机抽查，并定期抽取垃圾样品进行理化成分检测。不符合《生活垃圾填埋场污染控制标准》中规定的填埋处置要求的各类固体废物，应禁止进入填埋区，并进行相应处理处置。

3. 注意事项

地磅前后方应设置醒目的限速标志，地磅前方5~10米处应设置减速装置。

（二）填埋作业

填埋作业有比较严格的规范要求，也有比较大的管理空间，对垃圾填埋场运行的质量与效益关系重大，应予以高度重视。

1. 作业规划与计划

应按设计要求和实际条件制订填埋作业规划，包括分期分区填埋作业规划，分单元分层填埋作业规划，分阶段覆盖及终场覆盖作业规划，处理场标高、容量和时间控制性规划等。作业规划制订以后，应依据规划制订阶段性填埋作业计划，确定作业通道，布置作业平台，绘制填埋单元作业顺序图，实施分区分单元分层填埋作业。

2. 作业准备

填埋垃圾的作业区每天都有大量的垃圾堆积，填埋作业面每天都会随垃圾填埋的数量增加而发生移动。因此，每天作业结束后都要为第二天的作业做好准备。

要控制垃圾填埋作业面，不要为图垃圾运输车卸料方便使其过大，可根据填埋场类型、进场垃圾数量灵活掌握。垃圾卸料平台和填埋作业区域应在每日作业前布置就绪，平台数量和面积应根据垃圾填埋量、垃圾运输车流量及气候条件等实际情况确定。卸料平台基底填埋层应预先压实，构筑面积应满足垃圾车回转倒车的需要，整体应稳定结实，表面应能防滑，满足全天候车辆通行要求。可根据实际情况用建筑垃圾或石料构筑一次性的卸料平台，也可用特种钢板多段拼接安装可延伸并可重复使用的专用卸料平台或其他类型的专用平台。

3. 作业现场调度指挥

填埋作业现场垃圾运输车辆较多，特别是每天的垃圾高峰时段更是川流不息。现场的作业机械多且占地面积大，垃圾倾卸过程中有跟车工人下车操作，现场极易发生事故。为保持填埋作业现场的人、车秩序，保证作业安全，现场应有专人负责指挥调度车辆。

4. 填埋作业技术要求

垃圾倾卸到作业面上后，首先要用机械对垃圾进行摊铺，形成1∶4~1∶5的斜坡，然后用专用垃圾压实机分层连续碾压垃圾。

垃圾的摊铺厚度每层不宜超过60厘米；单元厚度宜为2~4米，最厚不得超过6米。

使用垃圾压实机碾压垃圾时，碾压次数不应少于两次；当垃圾压实机发生故障停止使用时，应使用大型推土机碾压垃圾，连续碾压次数不应少于3次。当使用中小型推土机碾压垃圾时，应以大型推土机连续碾压的次数进行相应的等量转换。

摊铺压实作业方式有由下往上、由上往下、平推三种，应根据不同的摊铺作业方式调整垃圾卸料的位置。摊铺最好使用大型挖掘机，效率高、效果好；平推时使用推土机尚可，在斜面上作业，推土机效率低且易发生危险。

垃圾压实后应保持层面平整，压实密度不应小于600 kg/m^2。

5. 作业区覆盖

垃圾填埋作业区应按照填埋的不同阶段适时覆盖。覆盖的主要作用是防臭，防轻质垃圾飞扬，改善不良视觉环境及减少苍蝇滋生。覆盖分为三种：日覆盖即每日填埋作业完成后及时覆盖；中间覆盖即完成一个填埋单元或一个作业区作业时进行的阶段性覆盖；终场覆盖即填埋库区使用完毕，进行封场前对全部填埋堆体进行的覆盖。

覆盖可使用渣土材料或膜材料。

渣土材料的优点是分布广，易就地取材，操作简单。使用渣土材料覆盖的缺点是效果差，厚度不易掌握；占用大量的填埋空间，减少了垃圾填埋场的使用年限；雨水导排困难，会导致垃圾渗滤液的大量增加。

膜覆盖材料的缺点是一次性投入较大。优点是可重复使用，从整体上看能够降低覆盖成本；能有效控制填埋场蚊蝇滋生，防臭、防飞扬物效果好；可节约大量的填埋空间，增加填埋库区的使用年限；能有效防止雨水进入填埋堆体，减少垃圾渗滤液的产生，是一种值得推广的覆盖材料。膜覆盖有一定的技术要求，材料的宽度一般应大于 6 米，厚度视材料的质地灵活掌握，以重量轻、抗伸拉、抗氧化老化，能多次反复使用为原则。

覆盖时要注意掌握好以下四个关键环节：

一是垃圾填埋堆体的平整。要按作业规范的要求，将垃圾推平压实，表面不能坑洼不平，不能有硬锐物体突出。

二是做好膜的搭接，前后左右要有重叠压覆，顺水流的方向上膜压下膜，以便于将水导出垃圾堆体。

三是可根据现场情况在堆体上做排水沟，覆膜排水。

四是中间覆盖时因为时间较长要压膜，防止风大将膜掀翻。压膜材料可就地取材，也可预制。

6. 填埋作业注意事项

一是要保持计量地磅周边的洁净，及时清除地磅表面槽内及周边的污水和异物。

二是失修、失保或有故障的填埋作业机械不得使用。

三是对填埋作业机械不宜通过拖、顶启动。

四是两台作业机械在同一作业单元作业时，机械四周均应保证必要的安全作业间距。

五是填埋作业时应注意对防渗结构和填埋气体收集系统的保护。垃圾运输车倾倒垃圾点与压实机压实点的安全距离不应小于 10 米，场底填埋作业应在第一层垃圾厚度 3 米以上时方可采用压实机作业，靠近场底边坡作业时，填埋作业机械与边坡的水平距离应大于 1 米。

四、生活垃圾卫生填埋场的环境管理

生活垃圾卫生填埋场填埋的是固体生活垃圾，在填埋过程中还产生气态的恶臭和液态的渗沥液，三大污染形态在垃圾填埋场同时存在。因此，填埋场的环境管理具有难度大、要求高、时间长的特点。

（一）生活垃圾的污染控制

在填埋场，对生活垃圾的污染控制相对比较容易，填埋场就是一个处理生活垃圾的地方。要严格按填埋作业的要求进行管理，及时做好覆盖工作，减少垃圾的暴露面积和暴露时间。

在生活垃圾卫生填埋库区周边要建设隔离和防飞散设施，阻止垃圾的外溢。防飞散设施要随着填埋堆体的高度增加而不断移动，真正起到防飞散的作用。对破损的防飞散设施，要及时予以修补，维持使用功能。

要限制进场车辆的行驶速度，加强对垃圾运输车辆的密闭要求，尽量减少垃圾在厂区的撒漏和飞散。对垃圾运输中撒漏在厂区的零星垃圾，要及时予以清扫清理，保持厂内道路路面及两侧的洁净。对飘散在垃圾场周边的轻质垃圾，要及时组织人员进行捡拾清理，维持好垃圾场周边的环境质量。

（二）生活垃圾卫生填埋场气体污染的管制

生活垃圾卫生填埋场的气体污染来自两个方向：一是填埋库区垃圾堆体发出的恶臭和排放的气体；二是渗沥液调节池和处理厂产生的恶臭和排放的气体。

控制垃圾填埋库区因堆放有机物腐败产生臭气的最有效的方法是减小填埋作业面和做好垃圾堆体的覆盖工作，因此，填埋作业面的日覆盖就显得非常重要。日覆盖因为工作量大、每天重复，极易产生疲劳感和厌恶感而被忽视，因而要坚持不懈。只要垃圾填埋作业面的日覆盖做得到位，垃圾填埋区的臭气控制是可以做好的。填埋库区的垃圾体量越大，其产生的填埋气体就越多，气体中的甲烷、二氧化碳及含有氨、氮、硫的化合物，对环境的污染也是很严重的，应进行科学的导排和处理。单元式填埋作业在垃圾堆体加高过程中，应及时增高填埋气体收集竖井的高度，并应保持垂直；应在垃圾层达到3米以上厚度时，开始建设填埋气体收集井，并确保井内管道位置固定，连接密闭顺畅，避免填埋作业机械对填埋气体收集系统产生损坏。在垃圾渗沥液调节池上方，应加盖封闭，防止臭气外溢。在污水处理环节，要对各污水暴露点位采取防臭气泄漏措施，维护污水处理厂的空气质量。具备条件的，应对填埋气体进行合理利用；不具备条件的，应进行燃烧处理。

（三）生活垃圾卫生填埋场水体污染的控制

垃圾填埋堆体内部不停地进行着物理和化学反应，反应过程中产生大量的有机废水，其污染强度非常高，是生活垃圾卫生填埋场最主要的填埋衍生污染源。垃圾堆体因覆盖不严或其他原因，雨水冲刷过程中产生的污水，也有较高的污染强度。处理好垃圾填埋场的渗沥液及其他污染废水，是控制垃圾填埋场污染最重要的工作。

首先，要做好填埋场的雨污分流。填埋场场外积水应及时导排，排水设施应确保完好畅通。场区内未经污染的地表水应及时地通过排水系统排走。覆盖区域雨水应通过填埋场区内排水沟收集，经沉淀去除泥沙、杂物，水质达到填埋场所在区域水污染物排放要求后，汇入地表水系统排出。填埋场区地下水收集系统应保持完好，保证地下水能顺畅排出场外。

其次，要保持垃圾渗沥液收集系统的完好，确保填埋堆体内的渗沥液能完全收集。

最后，要保证垃圾渗沥液处理系统的正常运行。渗沥液处理后出水水质要符合国家排放标准，产生的浓缩液及污泥应按照现行国家标准的规定予以处理。

（四）作业注意事项

1. 应保持填埋气体导排设施完好，经常检查气体自然迁移和聚集情况，根据情况采取相应措施。

2. 与填埋区临时道路交叉的表层水平气体收集管应采取加固与防护措施，以保护收集管的完好。

3. 填埋气体收集井安装及钻井过程中应采用防爆施工设备，竖向收集管顶部应设顶罩。

4. 在检查井的人口处应设置警示或安全告示牌，设置踏步、扶手。人员进入前应先采取有效措施测试，在满足安全作业和通风条件下，配备安全帽、救生绳、挂钩、吊带等安全用具时方可进入作业。

五、生活垃圾卫生填埋场的监测与检测管理

生活垃圾卫生填埋场的填埋堆体里，有非常复杂的物质构成，里面每天都进行着复杂的化学反应，产生大量的填埋气体和水体，既是环境的污染物质，又是生产安全的危险因素。对这些水气物质，仅凭肉眼是不能进行有效鉴别的，必须进行科学的检验与检测，并依据结果进行有效的管理。

（一）委托监测和自行检测

垃圾填埋场的监测与检测项目，有的是强制性的，有的是一般性的；有的监测与检测的设备复杂、技术难度大、要求高，有的使用简单的设备即可进行。由于监测与检测的项目多，填埋场不可能也没有必要配齐所有的设施仪器。为了保证监测与检测的客观性与公正性，有的监测与检测应该由第三方进行，即进行委托监测与检测。

委托监测与检测一般定期进行，应由具备专业资质的环保、环卫监测部门（机构）进行并出具结果报告。委托监测项目应包括地下水、地表水、渗沥液、填埋气体、大气和场界噪声等内容。监测结果作为垃圾场管理的评价依据和工作改进的依据。

填埋场自行检测是以强化日常管理和污染控制为目的。自行检测项目一般包括气象条

件、填埋气体、臭气、恶臭污染物、降水、渗沥液、垃圾特性、堆体沉降、垃圾堆体渗沥液水位、防渗衬层完整性、边坡稳定性、苍蝇密度等内容。检测项目与监测项目相同时，以监测为主，检测为辅；也可根据运行管理状况和需要选择检测项目和增减检测频率。

（二）生活垃圾卫生填埋场运行前的本底监测

为了准确评价垃圾卫生填埋场的运行管理效果，有效控制填埋场运行对周边环境的影响，必须在垃圾卫生填埋场运行前对其本底进行监测。本底监测的内容包括环境大气、地下水、地表水、噪声等。已铺设的防渗层在投入使用前，应对其进行防渗结构防漏检测，其检测方法应符合国家相关标准的规定。

（三）检测作业管理

生活垃圾卫生填埋场检测使用的采样，测试的内容、方法，仪器设备、标准物质等应符合国家现行相关标准的规定。检测样品的采样点、样品名称、采样时间、采样人员、天气情况等有关信息应进行详细记录。环境检测过程中还应有样品的唯一性标志和检验状态标志。监测及检测报告宜按照年、季、月、日逐一分类整理归档。

（四）地下水检测

地下水的检测首先要布设好采样点。中小型垃圾填埋场一般在上游设本底井一口，在下游设污染监测井和污染扩散井各两口，在填埋库区防渗层下设地下水导排口一个。大型垃圾填埋场可适当增加检测井的数量。检测项目包括 pH 值、肉眼可见物、浊度、嗅味、色度、总悬浮物、生化需氧量、硫酸盐、硫化物、总硬度、挥发酚、总磷、总氮、铵、硝酸盐、亚硝酸盐、大肠杆菌、细菌总数、铅、铬、镉、汞、砷及地下水水位变化等。检测方法执行《生活垃圾卫生填埋场环境监测技术要求》的规定。每年按照丰水期、枯水期、平水期各至少检测一次的标准执行。地下水检测项目出现异常变化的，应对其增加检测频率。污染扩散井和污染监测井的检测不少于每月一次。填埋场运行过程中对地下水的自行检测，其检测项目则可以结合各地区地下水实际变化或影响情况适当选择。

（五）渗沥液检测

渗沥液处理过程中应进行工艺运行参数的检测。

渗沥液在进入调节池前以至到处理后排放，应进行流量、色度、pH 值、化学需氧量、生化需氧量、悬浮物、氨氮、大肠杆菌等的检测，还应进行垃圾堆体渗沥液水位和调节池水位的检测。

生活垃圾卫生填埋场投入使用后应进行连续检测，直至封场后产生的渗沥液中水污染物浓度连续两年低于现行《生活垃圾填埋场污染控制标准》中水污染物排放限值时为止。检测频率每月应不少于一次。检测项目和方法应按照现行国家标准《生活垃圾卫生填埋场环境监测技术要求》的有关规定执行。

垃圾填埋场封场后渗沥液检测执行《生活垃圾卫生填埋场环境监测技术要求》和《生活垃圾卫生填埋场封场技术规程》及封场文件的有关规定。

（六）地表水的检测

地表水检测的采样点应选在场界排放口。检测项目包括 pH 值、总悬浮物、色度、生化需氧量、化学需氧量、挥发酚、总氮、硝酸盐、亚硝酸盐、大肠杆菌、硫化物等。检测频率应每季度不少于一次；若水处理后出现连续外排不符合《生活垃圾填埋场污染控制标准》的相关规定时，每 10 日检测一次。检测方法执行《生活垃圾卫生填埋场环境监测技术要求》的有关规定。

填埋场运行中对地表水的自行检测，其检测项目可结合各地区地表水的实际变化或影响情况适当选择。

（七）甲烷气体的检测

生活垃圾卫生填埋场应每天进行一次填埋区、填埋区构筑物、填埋气体排放口的甲烷浓度检测。可采用符合现行国家标准《便携式热催化甲烷检测报警仪》规定的要求或具有相同效果的便携式甲烷测定器进行测定。对甲烷的监督性检测应按照国家现行标准《固定污染源废气总烃、甲烷和非甲烷总烃的测定气相色谱法》中甲烷的测定方法进行测定。

（八）场界恶臭污染物的检测

场界恶臭污染物检测的采样点应在填埋作业区上风向设 1 个点，下风向至少设 3 个点。采样方法执行现行国家标准《生活垃圾卫生填埋场环境监测技术要求》和《恶臭污染物排放标准》的有关规定。检测项目为臭气浓度、氨气、硫化氢。检测频率应每月一次。

（九）其他影响生活垃圾卫生填埋场环境因素的检测

在生活垃圾卫生填埋场运行过程中，还有一些影响周边环境的因素，需要加以检测，以便进行评估和进行控制。

1. 总悬浮颗粒物。其采样点在作业区上风向布设 1 个点,下风向布设 4 个点,采样方法应按照国家标准《生活垃圾卫生填埋场环境监测技术要求》的有关规定执行,每季度检测一次。

2. 苍蝇密度的检测。填埋场内检测点总数不应少于 10 个点。在作业面、临时覆土面、封场面设点检测,宜每隔 30~50 米设点,每测面不应少于 3 个点,用诱蝇笼采样检测。笼应离地 1 米,晴天检测,日出放笼,日落收笼;用杀虫剂杀死苍蝇,分类计数。根据气候特征,在苍蝇活跃季节,一般 4-10 月每月测两次,其他时间每月一次。

3. 垃圾压实密度检测。每两个月检测一次。

4. 填埋作业覆土厚度检测。应每月检测两次。取样部位和检测时间宜根据填埋作业实际制定,并注意垃圾沉降速率随填埋时间的非均匀性变化。

5. 填埋作业区暴露面面积大小及其污染危害检测。应每月检测两次。

6. 填埋场区(库区)边坡稳定性检测。宜每月检测一次。

7. 垃圾堆体沉降检测。从填埋作业开始到封场期结束,应每 6 个月检测一次。

8. 降水、气温、气压、风向、风速等宜进行常年监测。

(十)监测与检测管理注意事项

监测与检测须用化学品,易发生安全事故。因此,要把安全放在监测与检测管理的首位。填埋场区(库区)各检测点应有可靠的安全措施。易燃易爆品应置于通风处,与其他可燃物和易产生火花的设备隔离放置。剧毒物品管理应按有关规定执行。化验带刺激性气味的项目必须在通风柜内进行。测试、化验完毕,应及时关闭化验室的水、电、气、火源、门窗。灭蝇、灭鼠消杀药物应按危险品规定管理。

六、生活垃圾卫生填埋场的设施设备管理

设施设备是生活垃圾卫生填埋场管理的物质基础和平台。基础受损或存在缺陷,管理必然大打折扣,因此,必须保持生活垃圾卫生填埋场各种设施和设备的完好。在生活垃圾卫生填埋场的日常运行中,设施设备的折旧、损坏属于正常现象,必须及时加以修复补充。

(一)计量设施的维护管理

为了保证计量的准确与完整,必须对计量设施设备进行良好的维护保养。应及时清除地磅表面、地磅槽内及周边的污水和异物,以保持地磅计量的准确。地磅易被腐蚀,须经常进行维护,应根据使用情况定期对地磅进行保养和校核工作。应定期检查维护计量系统

的计算机、仪表、录像、道闸和备用电源等设备，使其处于良好的运行状态。

（二）场区管理

应有专人对场区内的道路、截洪沟、排水渠、截洪坝、垃圾坝、洗车槽等设施进行维护保洁，及时清除淤泥和杂草。对场内边坡保护层、尚未填埋垃圾的区域内的防渗和排水等设施，应安排专人定期进行检查维护。应有专人定期检查维护供电、电器、照明、监控设备、通信管线等设施，保证功能完好。应委托专门机构对避雷、防爆等装置进行定期检查维护。各种消防设施、设备应进行定期维护检查，发现失效或缺失应及时进行更换或增补。垃圾填埋场场区内各种交通、警示标志应定期检查、维护或更换。填埋单元阶段性覆盖乃至垃圾填埋场封场后，应对填埋场区（库区）覆盖层及各种设施定期进行检查维护。垃圾填埋场场区内应进行绿化美化，保持整洁，无积水。场内的各种建筑物、构筑物，凡有可能积存雨水处应加盖板或及时疏通排干。夏季暴雨天气应及时排出场内积水，冬季下雪天应及时组织除雪。雨雪天气还应在场区内采取防滑措施，保证车辆在场区内通行安全。

（三）填埋气体收集利用设施的管理

填埋气体收集井、管沟应定期进行维护，清除积水杂物，注意检查管道沉降，防止冷凝水堵塞，保持设施完好、管道畅通。填埋气体燃烧和利用设施、设备应定期进行检查和维护，保持功能完好。

（四）导水系统的维护管理

应定期全面检查维护地表水、地下水、渗沥液导排收集系统，保持设施完好。对场区内管、井、池、沟等难以进入的狭窄场所，应定期进行检查维护。维护人员应配备必要的维护、检测与防护器具。冬季场区内的管道所处环境温度降至0℃以下时，应采取适当的保护措施，防止系统管道堵塞。

（五）监测与检测设施设备的维护管理

取样、检测仪器设备应按规定进行日常维护和定期检查，应有仪器状态标志，出现故障或损坏时，应及时检修。贵重、精密仪器设备应安装电子稳压器，并由专人保管，强制检定仪器应按规定要求检定。仪器的附属设备应妥善保管，并应经常进行检查。对填埋场区（库区）监测井等设施应定期检查维护，监测井清洗频率不宜少于半年一次。消杀机械设备应定期进行维护保养。

（六）作业机械的维护管理

填埋作业机械设备应按要求进行日常或定期检查、维护、保养，停置期间，应对其定期进行清洗和保护性处理，履带、压实齿等易腐蚀部件应进行防腐、防锈管护，如有损坏，应及时更换。填埋作业完毕，应及时清理填埋作业机械上卡滞的垃圾杂物。冬季垃圾填埋场场区环境温度低于0℃时，应采取必要的防冻措施，以保护作业机械设备。

七、生活垃圾卫生填埋场的迎接检查和应急处置

对中小城市而言，生活垃圾卫生填埋场作为城市市政基础设施中处理垃圾的设施，基本上是唯一的，兼具环保和民生两个属性，是社会关注的重点部位，也是上级政府和本级政府及各部门履行职责中经常检查的地方。因此，迎接各级各种检查，是垃圾卫生填埋场的一项经常性工作。各城市在生活垃圾卫生填埋场的管理实践中，充分证明垃圾填埋场管理是城市的焦点问题之一，一些社会矛盾往往在垃圾填埋场的存在和管理上暴露和表现出来。垃圾填埋场性质的特殊性，对地质和水文条件的敏感性，暴露出对自然的依赖性很大，对自然灾害冲击的承载能力比较低，极易发生灾害事故。垃圾卫生填埋场对环境的影响大，管理的技术要求高，稍有不慎，就有可能发生因管理疏漏出现的停运事件。由于上述原因，要求垃圾填埋场必须有应急管理方案。

（一）生活垃圾卫生填埋场的迎接检查管理

对垃圾卫生填埋场而言，做好迎接检查的基础工作是日常的管理。只要日常管理工作高效有序，迎接检查就可以事半功倍。在迎接检查上，要注意做好以下工作：

1. 设施完善，设备齐全

如果是新建的生活垃圾卫生填埋场，各种设施应该是完善的，但在使用过程中，设施存在损毁问题。对损毁的设施，应及时修复。对一些老旧垃圾填埋场，设施存在先天不足，要按照垃圾填埋场的技术规范，补足缺项。老旧垃圾填埋场设施缺项的添补，是一项费时费力的工作，既要解决经费问题，又要衔接设计问题，特别是添加设施与已有设施的衔接，往往比较困难。但这是垃圾填埋场能否实现卫生填埋的基本要求，必须认真抓好。

垃圾卫生填埋场使用的设备，是填埋场运行管理的基本条件之一，也是垃圾卫生填埋场级别评定的硬件之一。由于各中小城市经济状况往往不太宽裕，加之重建设轻管理的思想普遍存在，填埋场的作业设备配置普遍欠缺，这使得垃圾填埋场的管理水平达不到规范要求，也直接导致了垃圾填埋场的作业日常管理水平不高。

设施完善，设备齐全，有精细的管理制度，平日的作业管理水平高效有序，在各级的检查工作中就一定能取得充分的认可。

2. 组织科学，运行顺畅

生活垃圾卫生填埋场管理的各个环节既相互联系，又相对独立。各个环节衔接组成了整个垃圾卫生填埋场的管理流程，同时又能够单独运行，如：填埋作业、污水处理、监测与检测管理、行政管理等。由于管理者的关注点不同，各环节负责人的管理能力和要求不同，导致各管理环节的管理水平不一致，出现高低不一的现象。若在管理上出现"短板"，会直接影响整个垃圾填埋场的管理效能。此外，各管理环节之间的科学衔接也是填埋场管理效能的重要标志。既要组织好各环节的独立运行，同时要把各环节科学地衔接好，使整个垃圾填埋场的管理运行顺畅，井井有条。无论何时何人检查，都能够应对自如。

3. 观瞻整洁，资料齐全

在各级进行的各种检查中，检查人员通常重点关注两个方面：一是整个场区的观瞻效果；二是资料是否齐全。

生活垃圾卫生填埋场的各种标志应准确清晰，给外来者一个初始良好印象。填埋作业区的覆盖要标准、到位，作业面要控制到规范的要求，减少臭气和垃圾暴露时间。要认真组织春、夏、秋季的灭蚊蝇、灭鼠的消杀工作，将垃圾卫生填埋场的蚊、蝇、鼠的数量控制在标准之内。绿化区位要修剪养护，除草灭虫。各种设施设备要擦拭干净，运行良好。场区道路及两边、场区四周无散落垃圾。对损毁的设施设备要及时修复，保持良好状态。

对生活垃圾卫生填埋场建设、运行管理过程中形成的资料要整理归档。垃圾卫生填埋场建设过程中会形成一套完整的建设资料，如：可行性研究报告及批复，项目建议书及批复，立项报告及批复，环境评价报告及批复，土地使用的相关手续，建设的相关手续，工程验收的相关手续等，运行过程中的各种记录、数据、报告等，填埋场管理的规章制度，操作手册等。这些材料要分门别类，装订整齐，存放有序，随时能够调阅。

4. 调度有序，讲解专业

生活垃圾卫生填埋场行驶的各种车辆要保持良好的秩序，作业现场忙而不乱。各作业环节工作人员在岗在位，着装整洁。负责介绍情况的人员要很专业，对各作业环节的工作流程、要求、各种工作数据能够熟练掌握，对答如流。遇到检查人员提出的不专业的问题能用专业的术语予以解答。对检查人员不熟悉的环节能主动给予专业介绍。通过专业的讲解，让检查人员对垃圾卫生填埋场的管理有一个深刻的印象，从各个方面反映出垃圾填埋场的管理水平，增加检查人员对垃圾填埋场的全面了解。

自然灾害、事故灾难、公共卫生事件、社会安全事件、社会热点事件及管理事故等原因，会造成生活垃圾卫生填埋场无法运行，产生突发事件，导致城市的生活垃圾不能及时有效处理，严重影响城市的正常运转和居民日常生活。因此，必须有生活垃圾处理的应急预案，对垃圾卫生填埋场发生的突发事件予以妥善处置。

①城市环卫行政和业务主管部门，应根据城市的社会政治经济情况和自然条件，对生活垃圾处理与管理系统可能遭遇的突发事件进行预判，预测不同突发事件的性质、规模及可能的影响，制订多套应急预案及处置措施。垃圾填埋场应根据应急预案做好认真的准备，必要时进行相应的预演，提高落实应急预案的能力。

②垃圾填埋场应根据应急预案，向社会公布相关突发事件报案联系方式，公告社会相关突发事件报告处置的程序、方法及有关常识。应定期组织管理和作业人员进行安全教育和应急演练，并进行检查考核。

③发生社会突发事件时，要根据事件的性质做出准确的判断，按预案的要求及时向有关部门和领导报告，协调相关部门及时处理，在尽可能短的时间内平息事件，保证垃圾填埋场的正常运行。

④垃圾填埋场内应划出一定面积的区域，作为相关事件发生时产生的特种垃圾的临时接纳堆放区。

⑤垃圾填埋场自身出现事故或故障而导致填埋场无法接收处理垃圾时，应及时向上级报告，经批准后可以暂时关闭填埋场，在进场附近地点设置应急生活垃圾存放区。

⑥发生突发事件时，垃圾填埋场应立即启动应急预案，积极进行抢救抢修，防止事态扩大，最大限度地减少人员伤亡、财产损失与环境污染，及时向上级主管部门汇报并向相关部门通报突发事件性质、规模及处置情况。场内突发事件处置完毕，垃圾填埋场应立即组织事故调查和受损情况评估，重新核定产能，积极恢复生产。

⑦垃圾填埋场应通过各种形式与有关机构或单位建立突发事件协同处置机制。

八、生活垃圾卫生填埋场运营环境的培育与营造

生活垃圾卫生填埋场是处理城市产生的生活垃圾的设施，不可避免地会对周边环境产生负面影响，对周边居民的生产生活产生干扰，极易产生"邻避效应"，导致与周边单位、居民关系紧张，影响垃圾填埋场的正常运行。因此，通过各种形式宣传垃圾处理的社会意义，通过认真的管理将垃圾填埋场对周边环境的影响减至最低，树立垃圾填埋场的正面形象，是垃圾填埋场不可忽视的一项工作。

从选址开始，就要注意垃圾填埋场运营环境的营造。垃圾填埋场应选在远离敏感区域和敏感点的地方，有良好的地质和水文条件。要经过专家的充分论证，通过正当的程序公

示于社会。严格按照垃圾填埋场建设规范确立的标准建设，为垃圾填埋场的日后运行打下良好的基础。

垃圾填埋场运行过程中，要严格按照填埋作业的规范要求进行管理，做好日覆盖、中间覆盖的工作，控制好作业面，进而控制好填埋作业区的臭气外泄。要做好垃圾填埋场的绿化隔离工作，绿化隔离区要进行认真的修剪养护，保证隔离效果。对飘散到场区外侧的轻质垃圾，要及时组织人员捡拾，保持场区周边的洁净。

对涉及垃圾填埋场用地周边的村庄，要根据国家的相关政策给予合理的补偿。要及时解决垃圾填埋场运行过程中出现的扰民问题。对垃圾填埋场周边的敏感事件，一定要给予高度的关注，及时发现群体性事件苗头，将问题解决在萌芽状态。

要对社会和周边村庄、单位进行垃圾填埋场运行管理的科普宣传，让社会和周边村庄、单位了解垃圾填埋的作业规程，了解垃圾填埋场的环境保护措施，认识垃圾填埋场对城市社会发展进步的积极意义，对垃圾填埋场的运行管理予以支持。

可以与机关、社会团体、学校联手进行垃圾处理的知识普及和教育，在全社会播撒环境保护和城市生活垃圾无害化处理的"种子"；也可举办垃圾处理的社会开放日活动，向全社会展示城市垃圾卫生填埋的作业过程，在全社会营造关注城市生活垃圾处理的良好氛围。

要及时与周边敏感区域的单位做好沟通工作，听取他们对垃圾填埋场工作的意见，不断改进垃圾填埋场的工作，使垃圾填埋场的管理工作细致透明，接受社会的监督。

对干扰垃圾填埋场正常工作的人和事，多做沟通解释工作，争取他们的理解和支持。对故意刁难垃圾填埋场的正常管理，甚至出于讹诈的目的煽动不明真相的群众围堵垃圾填埋场的行为，要及时上报，积极与有关部门配合，严肃予以处理，以遏制歪风邪气。

要通过积极主动的工作，取得社会的广泛理解和支持，为垃圾填埋场的运行管理培育营造良好的社会环境。

参考文献

[1] 柴志坤，钟志华．城市住宅小区安全风险防控［M］．上海：同济大学出版社，2021．

[2] 刘东，向磊．卫生的现代性中国通商口岸健康与疾病的意义［M］．南京：江苏人民出版社，2021．

[3] 邵益生．中国城市发展报告2020—2021［M］．北京：中国城市出版社，2021．

[4] 张歌．零基础可持续发展笔记［M］．北京：中国科学技术出版社，2021．

[5] 陈强，邵鲁宁．创新生态与科学治理爱科创2020文集［M］．上海：同济大学出版社，2021．

[6] 李颖，袁阿娟，孙治中．生活垃圾分类实施长效机制建设［M］．北京：中国建材工业出版社，2021．

[7] 吴畏，薛向欣．城市垃圾安全处理与资源化利用［M］．北京：冶金工业出版社，2021．

[8] 吴时舫，苏宇轩．生命之城市——基于怀特海有机宇宙论［M］．武汉：武汉大学出版社，2020．

[9] 韩佳彤．城市轨道交通建设工程明挖法施工技术指南［M］．北京：北京理工大学出版社，2020．

[10] 于强海．城市治理：城市管理行政执法精细化［M］．南京：河海大学出版社，2020．

[11] 李林．智慧城市大数据与人工智能［M］．南京：东南大学出版社，2020．

[12] 韩佳彤．城市轨道交通建设工程盾构法施工技术指南［M］．北京：北京理工大学出版社，2020．

[13] 叶银忠．长三角城市发展报告［M］．上海：上海交通大学出版社，2019．

[14] 王宾，于法稳．"文化创意+"生态环境产业融合发展［M］．北京：知识产权出版社，2019．

[15] 王国平．城市决策论：下［M］．杭州：杭州出版社，2019．

[16] 沈世勇．特大型城市公共服务资源配置［M］．上海：上海交通大学出版社，2019．

［17］李晓丰．新时期四川省爱国卫生发展研究［M］．北京：民族出版社，2019．

［18］杨新安．城市地下工程结构检测与评价［M］．上海：同济大学出版社，2018．

［19］江皓，江富山．中小城市环境卫生管理［M］．北京：中国环境科学出版社，2018．

［20］许碧君，郐俊，张瑞娜．中国城市环境卫生行业年度发展研究报告2016—2017［M］．上海：上海交通大学出版社，2018．

［21］郭欣欣．中国的城市政治与城市化［M］．北京：中国社会出版社，2018．

［22］王振霞，王玉冲．古罗马城市与城市化［M］．济南：山东人民出版社，2018．

［23］肖晓丹．欧洲城市环境史学研究［M］．成都：四川大学出版社，2018．

［24］梁昌军．美丽乡村环境卫生建设［M］．合肥：安徽人民出版社，2018．

［25］李陈．地理学视角的城市人居环境评价研究［M］．上海：上海人民出版社，2018．

［26］汪胜．全国高等医药卫生管理案例与实训精品规划教材卫生事业管理学案例与实训教程［M］．杭州：浙江大学出版社，2017．

［27］陈春光．城市给水排水工程［M］．成都：西南交通大学出版社，2017．

［28］邹美玲，王林林．环境监测与实训［M］．北京：冶金工业出版社，2017．

［29］董光器．城市总体规划［M］．6版．南京：东南大学出版社，2017．

［30］钮琦璧．城市环境安全和防护［M］．上海：上海科学技术出版社，2017．

［31］刘德培．中华医学百科全书公共卫生学环境卫生学［M］．北京：中国协和医科大学出版社，2017．

［32］郐俊，安淼．中国城市环境卫生行业发展研究报告2015—2016［M］．上海：上海交通大学出版社，2017．

［33］吴卫光，梁励韵．城市环境设施设计［M］．上海：上海人民美术出版社，2017．